AF648664

Sakina K. Sievers | Nirgun W. Loh

Alles Gute für die Lunge

Heilung für das Metallelement

ShenDo Verlag

Die in diesem Buch beschriebenen Anwendungen und Tipps sind von den Autoren mit größter Sorgfalt dargestellt. Die Informationen sind jedoch keine medizinischen Empfehlungen und ersetzen nicht den Rat und die Hilfe eines Arztes. Bei ungeklärten oder ernsthaften körperlichen oder seelischen Problemen sollte unbedingt ein Arzt, Heilpraktiker oder Psychotherapeut konsultiert werden, bevor die Anwendungen beginnen. Die Autoren und der Verlag übernehmen keinerlei Haftung für eine etwaige Beeinträchtigung der Gesundheit, die sich aus dem Gebrauch oder Missbrauch der in diesem Werk dargestellten Methoden ergeben könnte.

Die Deutsche Nationalbibliothek verzeichnet diese Publikation in der Deutschen Nationalbibliografie; detaillierte bibliografische Daten sind im Internet über www.dnb.de abrufbar.

Erste Auflage
© 2024 ShenDo Verlag, Wolfgang Loh, Stellshagen
www.shendo-verlag.de

Bildquellen

Olga Lyubkina – © fotolia.com; # 3892397 – © pixabay.com; jdavenport8585 – © fotolia.com; # 481769 – © pixabay.com; Igor Yaruta – © adobe.stock.com; full-shot-young-man-holding-sword – © freepik.com; # 4051506 – © pixabay.com; Ilka Kukko – © fotolia.com; Natalia Bratslavsky – © fotolia.com; Nicolas Nadjar – © fotolia.com; Jerry Zheng – unsplash.com; # 7752637 – © pixabay.com; # 2723145 © pixabay.com; wo – © fotolia.com; Aruna Palitzsch-Schulz – © shendo-verlag-institut.de; Bernhard Oberdieck – © shendo-verlag-institut.de; # 204090781 – © bigstock-photo.com; Sora Shimazaki © pexels.com; human-hands-gestures – © freepik.com; # 315370972 – © bigstockphoto.com; # 8275499 – © pixabay.com; Angela Roma – © pexels.com; Liza Summer – © pexels.com; # 845032 – © pixabay.com; # 8120490 – © pixabay.com; # 3809537 – © pixabay.com; # 3151347 – © pixabay.com; # 1827018 – © pixabay.com; # 1731189 – © pixabay.com; # 6732666 – © pixabay.com; # 6855308 – © pixabay.com; Dario Mendez – unsplash.com; # 2157258 – © pixabay.com; # 2297955 – © pixabay.com; # 4047508 – © pixabay.com; # 3567754 – © pixabay.com

Übungsfotos: Nirdosh H. Hufnagl

Alle anderen Fotos und Darstellungen: ShenDo – © shendo-verlag-institut.de

Lektorat: Dhirendra M. Thomae
Layout und Satz: Carola Klinke
Bildcollagen: Nirgun W. Loh

Das Werk einschließlich aller Abbildungen ist urheberrechtlich geschützt. Jede Verwertung außerhalb der Grenzen des Urheberrechtsgesetzes ist ohne Zustimmung des Verlages unzulässig und strafbar. Das gilt insbesondere für Vervielfältigungen, Übersetzungen, Mikroverfilmungen und die Einspeicherung und Bearbeitung in elektronischen Systemen.

Printed in Germany
ISBN 978-3-943986-35-8

Inhalt

Die Lunge und das Metallelement

In der traditionellen Chinesischen Medizin (TCM) werden die Lunge und das Partnerorgan Dickdarm dem Metallelement zugeordnet. Die Metallenergie spüren wir am deutlichsten im Herbst, wenn sich die Säfte in den Bäumen und Pflanzen zurückziehen, die Blätter welken und das Leben äußerlich zu vergehen scheint. Mit zunehmender Kälte und Dunkelheit verweilen wir vermehrt im Haus. Jetzt geht es darum, die Energien zu sammeln und uns auf das Leben im Winter vorzubereiten.

Der Herbst des Lebens

Der Herbst ist eine Phase des Rückzugs und des Loslassens. Wir verabschieden uns von der Fülle, der Wärme und der Leichtigkeit des Sommers. Viele Menschen erfahren im Herbst Momente der Melancholie, denn er lässt uns die Vergänglichkeit des Seins spüren.

Auch im Leben eines Menschen gibt es eine Herbstzeit. Wir erleben sie im Alter von 45 bis 60 Jahren, wenn sich unsere Energie nach innen zurückzieht. Wir nehmen Abschied von jugendlicher Schönheit und Fruchtbarkeit, die Kinder gehen aus dem Haus, die eigenen Eltern sterben, wir sind mit Trennung und Verlust konfrontiert. Das Ende des irdischen Lebens ist nicht mehr in weiter Ferne und rückt stärker ins Bewusstsein. Das kann eine Midlife-Crisis auslösen, ein wehmütiges Bewusstsein des Altwerdens.

Der Herbst des Lebens kann jedoch auch eine Phase der Reife sein, in der wir die Früchte unserer Bemühungen ernten. Der Reiz an äußerlichem Vergnügen nimmt ab, wir brauchen mehr Zeit für uns allein, zur Einkehr und Besinnung. Durch diesen Rückzug nach innen gewinnen wir Abstand zur Geschäftigkeit um uns herum. Äußerlichkeiten wie Besitz und Prestige nehmen wir nicht mehr so wichtig und konzentrieren uns nunmehr auf die wesentlichen Dinge. Durch die Kraft des Metalls, symbolisiert durch die wertvollsten Substanzen der Erde, wie Gold, Edelsteine und Kristalle, erkennen wir, was wirklich von Wert ist. Es lässt uns nach dem Edlen, dem Reinen suchen, nach »himmlischer« Inspiration.

Die Organe des Metallelements

Die Organe sind aus Sicht der Chinesischen Medizin nicht nur funktionelle Körperteile, die bestimmte Aufgaben erfüllen, sondern sie leisten einen Beitrag zur Gesamtpersönlichkeit des Menschen. Sie beherbergen die verschiedenen geistig-seelischen Kräfte des Menschen, die sich in seinem Verhalten, Denken und Fühlen widerspiegeln. Schon vor Tausenden von Jahren entdeckte man in China den direkten Zusammenhang zwischen dem Gefühlsleben eines Menschen und seinem körperlichen Empfinden.

Wenn wir also von Lunge und Dickdarm sprechen, ist damit immer der gesamte Funktionskreis gemeint beziehungsweise das Lebensprinzip, das durch diese Organenergien verkörpert wird. Der Energiezustand der Organe hat eine unmittelbare Auswirkung auf den Gefühlszustand des Menschen und umgekehrt reagieren unsere Organe auf unsere Gefühle und Emotionen.

Den Organen sind die Meridiane zugeordnet, die den ganzen Körper mit Lebensenergie versorgen. Über diese Energiebahnen werden alle körperlichen, emotionalen, geistigen und spirituellen Funktionen gesteuert. Eine Massage oder eine anderweitige Behandlung der Meridiane und Akupressurpunkte wirkt sich daher auf den ganzen Funktionskreis aus.

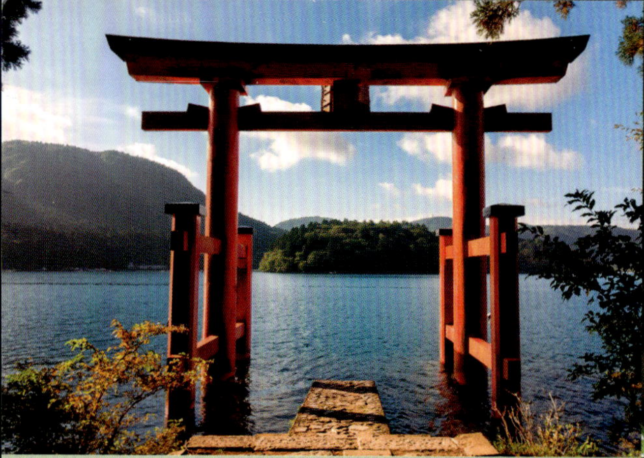
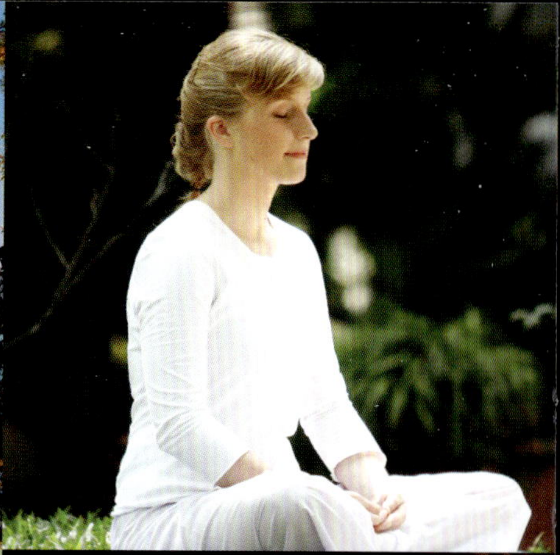
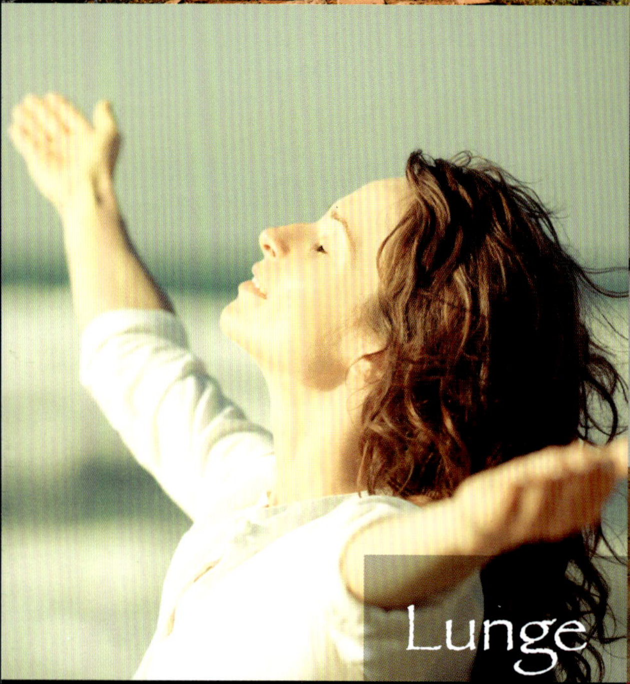
Lunge
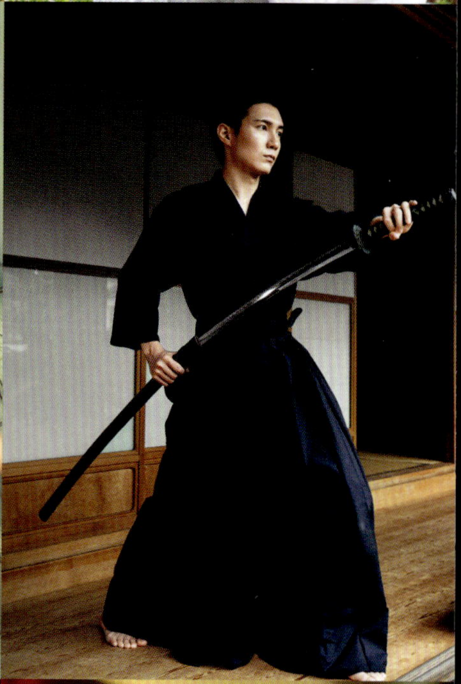
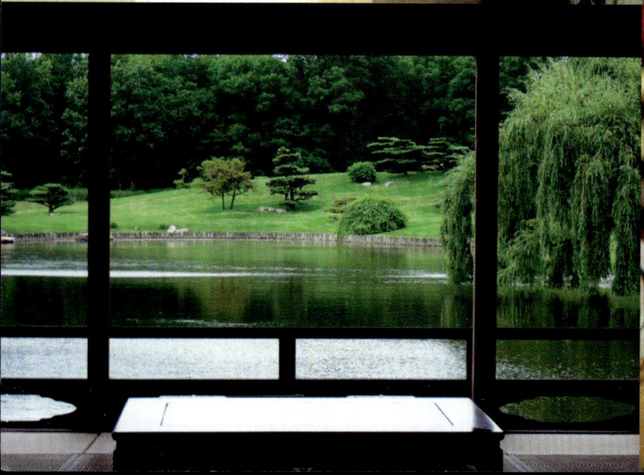
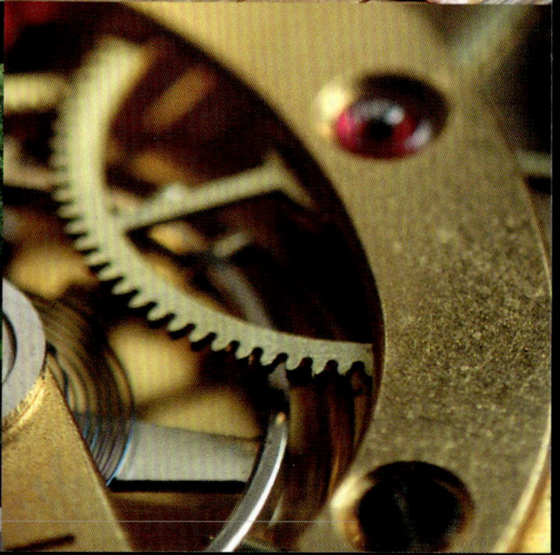

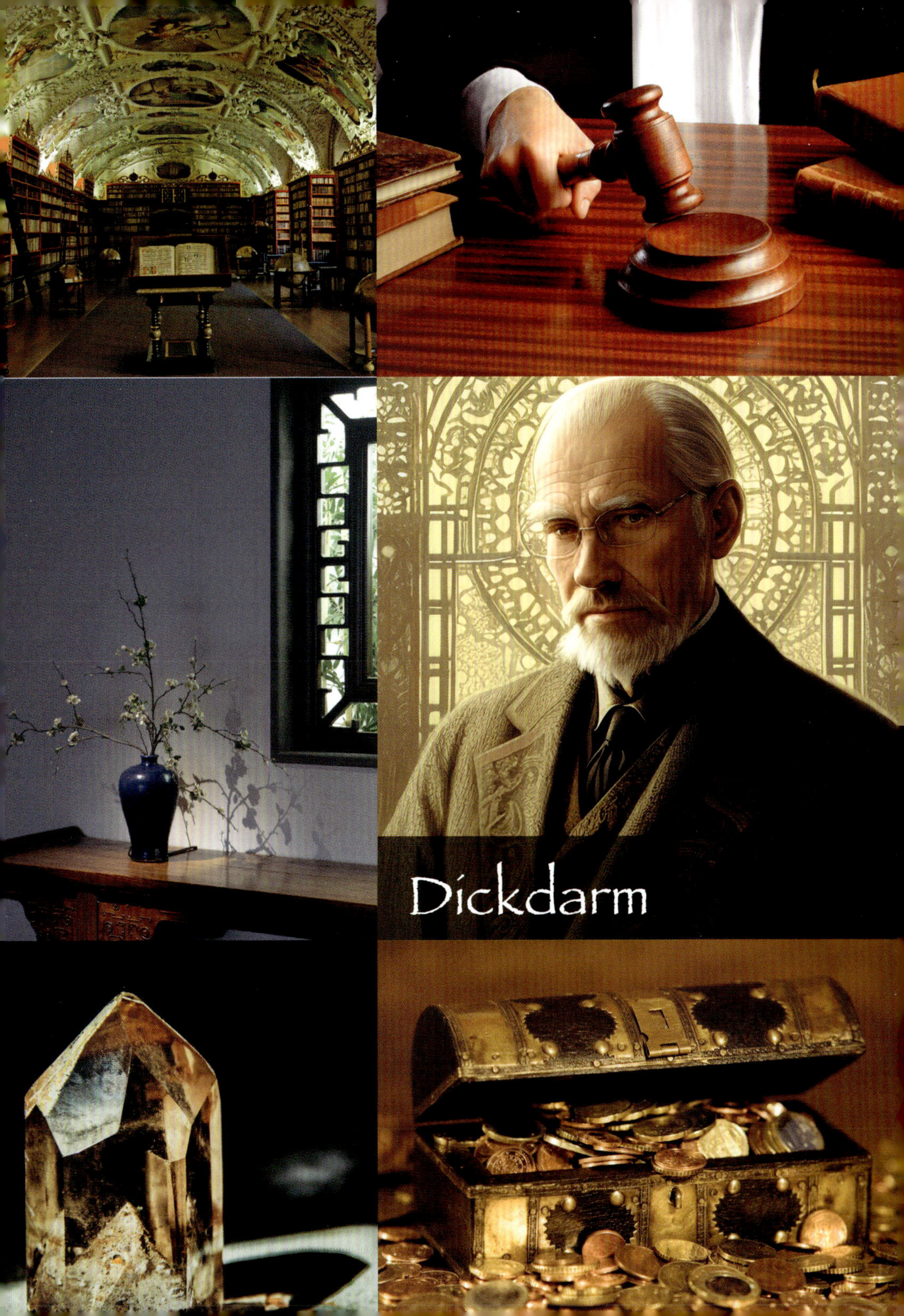
Dickdarm

Die Lunge
Das Leben einatmen

Der Atem ist wie ein frischer Wind im Inneren, der uns immer wieder erneuert. Er ist das Ja zum Leben, das uns voller Zuversicht dem Unbekanntem gegenübertreten lässt. Mit unserem ersten Atemzug verbinden wir uns mit einer neuen Welt.

Das »Himmlische Qi« empfangen

Die Lunge hat einen direkten Bezug zum Himmel. Das »Himmlische Qi« erfüllt die Luft, die uns umgibt. Es strömt mit jedem Atemzug in uns ein und verleiht dem Körper Lebendigkeit. Einen großen Teil unserer Energie entnehmen wir der Atemluft. Daher hat die Lunge einen wesentlichen Einfluss auf unsere Vitalität. Im Verständnis der TCM stehen uns zwei Energiequellen zur Verfügung: Atmung und Nahrung. Daraus wird unsere Grundenergie gewonnen, das »Benzin für unseren Motor«. Im Vergleich zu der in der Nahrung gebundenen Energie ist das Himmlische Qi frei. Es benötigt keine Weiterverarbeitung, sondern steht uns direkt zur Verfügung: Mit einem tiefen Durchatmen fühlen wir uns sofort lebendiger und inspiriert.

Die gesündeste Art zu atmen ist gleichmäßig, ruhig und tief durch die Nase. Sie bezieht Brustkorb und Bauch mit ein. Eine volle Atmung schenkt uns Frische, Kraft und Zuversicht. Sie stimuliert den freien Fluss der Lebensenergie, regt alle Zellen an und hilft ihnen, sich zu regenerieren. Sie ist das beste Werkzeug zur Reinigung und Entgiftung des Körpers, löst sowohl körperliche als auch geistige Schlacken und scheidet sie aus. Gleichzeitig fördert sie Entspannung und Wohlbefinden. Mit dem Einatmen nehmen wir neues Leben in uns auf, durch das Ausatmen geben wir Altes, Unbrauchbares ab.

Doch meist nutzen wir nur einen Bruchteil der möglichen Atemkapazität. Wir atmen flach und oberflächlich und verweigern uns die direkt vor unserer Nase liegende »Luft zum Leben«. Als Folge wird der Körper unzureichend mit Energie versorgt. Es ist, als würde der Atem in uns stehen bleiben, wie abgestandene Luft in einem schlecht belüfteten Raum. So beanspruchen wir nur einen Teil der Lebenskraft, dabei steht uns ein Energieniveau zur Verfügung, das wir bei Weitem nicht ausschöpfen. Mit einer schwachen Atmung fühlen wir uns müde, kraft- und antriebslos und wir können uns schlecht konzentrieren. Alle körperlichen Funktionen sind reduziert und arbeiten auf Sparflamme. Wer schon einmal eine Bronchitis oder eine andere Erkrankung der Lunge hatte, weiß, wie erschöpft man sich fühlt, wenn die Atmung eingeschränkt ist.

Eine mangelnde Inspiration und die daraus resultierende fehlende Verbundenheit zum Himmel verringert das Selbstbewusstsein. Sie verstärkt Empfindlichkeit und Sorge und kann eine depressive Verstimmung auslösen.

Atmung und Emotionen

Die Atmung ist untrennbar mit unserem seelischen Befinden verknüpft. Jede Gefühlsregung verändert unseren Atem – seinen Rhythmus, seine Tiefe und seine Frequenz. Ärger bewirkt kurze, schnelle Atemzüge. In Angst oder im Schock halten wir den Atem an. Trauer flacht ihn ab und vermindert die Atmung in die Lungenspitzen. Wenn wir nervös sind oder uns unbehaglich fühlen, atmen wir nur oberflächlich und hastig. Genuss und Erleichterung führen zu einem langsamen Ausatmen.

Umgekehrt können wir durch Atemübungen auf unseren seelischen Zustand einwirken. Ein ruhiger und tiefer Atem schenkt uns Besonnenheit. Indem wir für eine Weile bewusst beobachten, wie er ein- und ausströmt, können wir unsere Emotionen besänftigen und auf allen Ebenen Entspannung und Kraft finden.

Die Angewohnheit, flach zu atmen, ist ein Abwehrmechanismus gegen das Erleben bestimmter Gefühle. Wenn sie uns zu viel werden, unterdrücken wir die Atmung. Das hat einen betäubenden und desensibilisierenden Effekt. Schon kleine Kinder lernen, dass Atemanhalten dabei hilft, sich vor schmerzlichen Gefühlen zu schützen. Wenn sie sich zurückgewiesen oder ungeliebt fühlen und gleichzeitig fest entschlossen sind, nicht zu weinen, halten sie unbewusst den Atem an. Dadurch ist die Verletzung nicht so deutlich spürbar. Manche Kinder nutzen diese »Strategie«, bis sie ganz blass oder gar ohnmächtig werden.

Schränken wir unsere Atmung dauerhaft ein, beginnen sich die Brustmuskeln und das Zwerchfell zu verhärten. Sie ziehen sich zusammen und legen dadurch ein starres »Korsett« um die Lungen. Diese chronische Muskelverspannung bewirkt nicht nur eine fortschreitende Verringerung der Atemkapazität, sondern fördert auch einen Zustand latenter Beklemmung, mit der es uns immer

ERFORSCHUNG

Atmung

- Schließe die Augen und nimm für einen Moment deinen Atem wahr: Strömt er sanft, ruhig und gleichmäßig oder unregelmäßig, flach oder geräuschvoll?
- Fällt dir das Ein- und Ausatmen leicht? Kannst du voll und tief durchatmen oder fließt dein Atem eher oberflächlich?
- Wo in deinem Körper spürst du die Atembewegung? Heben sich deine Brust oder dein Bauch? Oder beide? Beobachte einfach, verändere nichts.

schwerer fällt, uns dem Leben gegenüber zu öffnen.

Der Grund, warum wir den vollen Atem nicht auskosten, liegt möglicherweise in unserem allerersten Atemzug, der so schmerzhaft war, dass wir unbewusst beschlossen haben, das in Zukunft zu vermeiden. Bis vor wenigen Jahrzehnten wurde in der Geburtshilfe die noch pulsierende Nabelschnur und damit der Zustrom von Lebensenergie sofort nach der Geburt durchtrennt, wodurch das Neugeborene ein abruptes Erstickungsgefühl erlebte. Zum Glück lässt man die Nabelschnur heute auspulsieren und gibt den Lungenflügeln Zeit, sich langsam und harmonisch zu entfalten. Die erste Panik bleibt damit dem neugeborenen Menschen erspart.

Die Atmung und die himmlische Inspiration

In der Regel beachten wir unsere Atmung gar nicht, sie geschieht automatisch als eine vom Atemzentrum im Gehirn gesteuerte Körperfunktion. Wir können sie jedoch auch willentlich lenken. Durch die Wahrnehmung und Steuerung der Atmung verbindet sich der Geist mit dem Körper. Eine bewusste tiefe Atmung lässt uns die Inspiration vom Himmel empfangen und verankert uns gleichzeitig im Körper. Über diese Brücke zwischen Physis und Psyche können wir uns spüren. Wir fühlen uns nicht nur lebendig, sondern auch beseelt und befähigt zu körperlichen Empfindungen.

Indem wir beobachten, wie die Luft ein- und ausströmt, sind wir präsent im gegenwärtigen Moment, denn Atmen geschieht nur in diesem Augenblick. Daher ist das Wahrnehmen des Atems ein wesentlicher Schlüssel zur Meditation – wir wenden uns dem zu, was jetzt gerade geschieht. Das kann uns in einen Bewusstseinszustand führen, in dem wir ganz entspannt sind und gleichzeitig wach und aufmerksam.

Die Lunge ist durch die Atmung eine Kontaktstelle zu etwas

Größerem, eine Art Verbindungskabel zum Himmel. Das Himmlische Qi öffnet in uns die Weite des inneren Himmels. Dabei können wir erfahren, dass wir mit allem verbunden und Teil des »großen Ganzen« sind. Der erste und der letzte Atemzug, Geburt und Tod, sind kostbare Momente. Ihnen beizuwohnen, schärft die Gegenwärtigkeit. Es kann eine tiefe Erfahrung sein, ein Fenster zu unserer Spiritualität.

Mit einer flachen Atmung fällt es schwer, eine Brücke zum Himmel, zur Quelle der Inspiration, herzustellen. Wir fühlen uns distanziert, als gäbe es eine unsichtbare Mauer um uns herum, die niemanden an uns heran und uns selbst nicht heraus lässt.* In diesem Zustand der Entfremdung sind wir von der Verbindung zum Universum abgeschnitten, was Melancholie und Weltschmerz auslösen kann. Auch der Kontakt zum Körper wird durch eine sparsame Atmung geschwächt.

Atemübungen

Atemübungen sind eine wesentliche Grundlage für einen kraftvollen Körper. Sie stärken die Abwehrkräfte und wirken reinigend, entgiftend und verjüngend. Mit einem tiefen Einatmen nimmst du frische Energie in dich auf, mit dem vollständigen Ausatmen befreist du dich von Abfallstoffen. Regelmäßige Atemübungen können den Körper buchstäblich wiederbeleben und deine ganze Lebenseinstellung verändern.

Manche Atemübungen dienen dazu, dich energetisch aufzuladen. Ein intensives Atmen mit einem Verzicht auf Atempausen überschwemmt dich mit Lebensenergie. Dabei kommt es zu

---

* Zum tieferen Verständnis dieser fehlenden Verbindung zum Leben empfehlen wir den Roman »Der Zauberberg« von Thomas Mann. Er beschreibt die abgeschlossene Welt eines im Hochgebirge gelegenen Lungensanatoriums, in dem weltentrückte Figuren ihr passives, vergeistigtes Dasein fristen.

einem Überschuss an Sauerstoff und das Abfallprodukt Kohlendioxid wird in hohem Maße abgeatmet, wodurch der Körper entsäuert, denn Kohlendioxid, verbunden mit Wasser, ist Kohlensäure.

Eine volle Brustatmung, mit der sich die Lungenflügel weit ausdehnen, stimuliert das sympathische Nervensystem. Sie gibt Energie für Aktivität und versetzt den Körper in eine sofortige Handlungsbereitschaft. Eine tiefe, gleichmäßige Bauchatmung hingegen stimuliert das parasympathische Nervensystem und führt in einen Zustand von Ruhe und Entspannung. Sie verlagert den Schwerpunkt im Körper nach unten, stabilisiert das innere Gleichgewicht und fördert inneren Frieden und Gelassenheit.

Achte darauf, dass du beim Üben nicht aus der Puste kommst und Körper und Geist entspannt bleiben. Versuche gerade zu Beginn, dich nicht unnötig zu fordern. Anfangs reicht es, deine Aufmerksamkeit auf den natürlichen Strom deines Atems zu richten,

PRAXISTIPP

Vipassana: Atem-Meditation

In der Vipassana-Meditation wird beim stillen Sitzen das Ein- und Ausströmen der Atemluft beobachtet. Schon vor 2500 Jahren war diese einfache Meditationstechnik in Indien bekannt, und es heißt, dass Buddha durch diese Meditation zur Erleuchtung gelangt ist. Wenn unsere ganze Aufmerksamkeit auf den Atem gerichtet ist, sind wir im »Hier und Jetzt«. Das bewusste Atmen macht dir die Kostbarkeit des Augenblicks bewusst und kann Momente der Glückseligkeit ermöglichen. In der tiefen Entspannung fühlst du vielleicht, dass nicht *du* atmest, sondern die Existenz dich beatmet und dir immer wieder neues Leben schenkt. Ruhe darin und lasse dich nähren.

ihn einfach nur wahrzunehmen, ohne ihn zu kontrollieren oder zu ändern. Nimm die Bewegung von Zwerchfell, Brust und Bauch wahr, den Luftstrom an Nase oder Mund. Indem du »auf Empfang schaltest«, lenkst du deine Wahrnehmung nach innen und der ratternde Verstand wird ruhiger. Höre auf deinen Körper und lasse los.

Atme durch die Nase ein und durch Mund oder Nase aus. Das Ausatmen durch den Mund fördert die Entspannung und den Ausstoß von verbrauchtem Qi. Sollte dir die Übung schwerfallen und sich deine Schultern dabei verspannen, ziehe sie ein paar Mal mit einem tiefen Atemzug zu den Ohren hoch und lasse sie mit einem Seufzer wieder fallen. Eine natürliche Atmung lässt sich nicht erzwingen. Wenn du sie mit Übereifer praktizierst, können Kurzatmigkeit, Schwindel oder auch Kopfschmerzen auftreten. Wir stellen nun zwei verschiedene Atemübungen vor. Fange mit einer Technik an und übe sie geduldig, bis sie dir vertraut ist.

PRAXISTIPP

Die drei Atemräume

Lege dich auf den Rücken. Stelle bei Bedarf die Füße auf, damit der Rücken flach auf der Unterlage aufliegt. Po und Bauchmuskeln sind entspannt, der Kopf kann auf einem kleinen Kissen ruhen. Richte deine Aufmerksamkeit auf deinen Bauch und lege hier die Hände auf. Atme durch die Nase ein und spüre, wie sich die Bauchdecke hebt und der Unterbauch weitet.

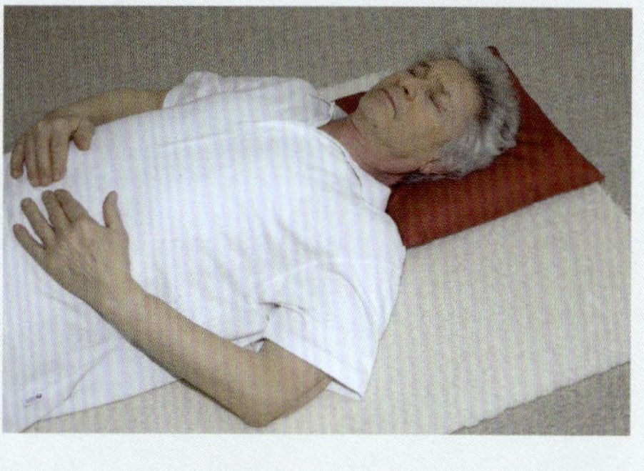

Lasse nun den Atem wieder ausströmen und helfe etwas nach, indem du zum Ende hin mit leichter Anspannung die Bauchdecke etwas nach innen ziehst. Dann lasse los und spüre, wie der Atem von allein einströmt.

Nach einer Weile löse deine Hände vom Bauch und lege sie auf den unteren Brustkorb, sodass die kleinen Finger die unteren Rippen berühren. Darunter befindet sich das Zwerchfell. Mit dem nächsten Atemzug nimm wahr, wie sich zunächst der Bauch und dann der untere Brustkorb ausdehnen. Mit dem Ausatmen sinken Rippen und Bauch wieder nach unten. Drücke dabei mit den Händen ganz sanft den Brustkorb zusammen und ziehe den Bauch ein. Wenn du den Druck löst, füllt sich die Lunge wieder mit Luft.

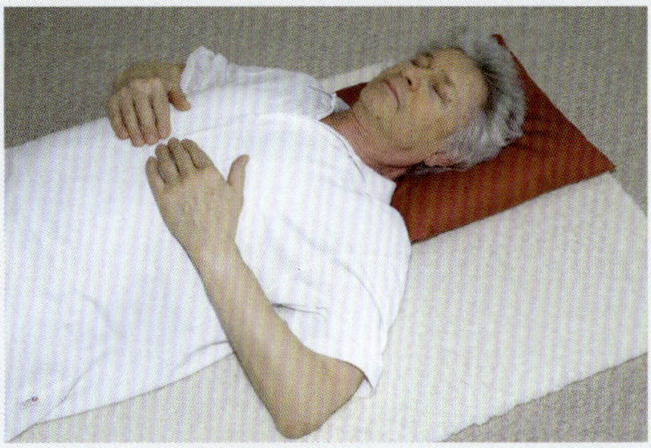

Wiederhole diese Sequenz einige Male und platziere die Hände anschließend auf dem oberen Brustkorb unterhalb der Schlüsselbeine. Mit dem Einatmen nimm wahr, wie sich dein Bauch, dein unterer und auch dein oberer Brustkorb ausdehnen und mit Atemluft füllen. Mit dem Ausatmen senkt

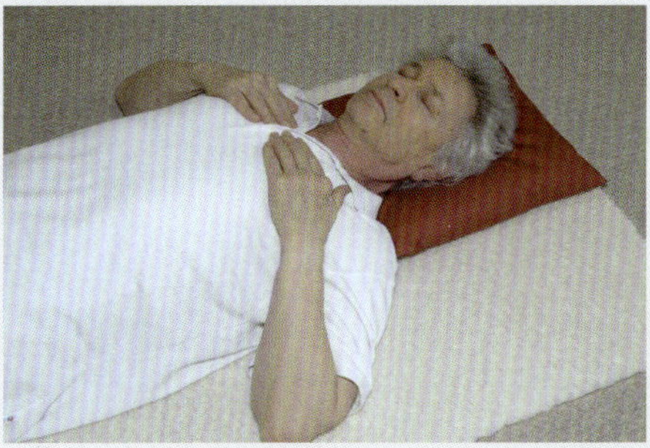

PRAXISTIPP

sich alles wieder ab. Ziehe mit dem Ausatmen die Bauchdecke sanft nach innen, wodurch das anschließende Einatmen wie von allein geschieht.

Wenn du diese Übung regelmäßig praktizierst, wirst du feststellen, wie wohltuend eine vertiefte Atmung ist. Sie versorgt den ganzen Körper mit Sauerstoff und Qi, schult die Achtsamkeit und beruhigt den Geist.

PRAXISTIPP

Reinigungsatmung

Stehe aufrecht, die Füße etwa hüftweit auseinander. Schließe die Augen und spüre deinen Atem. Dann atme tief durch die Nase ein, halte die Luft an und klopfe die Brust, die Flanken und den Bauch mit den Handflächen ab. Nun atme kraftvoll durch einen Spalt zwischen den Zähnen aus und mache dabei den Zischlaut Sssss, ähnlich dem Entweichen von Luft aus einem Reifen. Stelle dir vor, dass du alles Überflüssige in deinem Leben loslässt. Nach diesem vollständigen Ausatmen strömt nun die Luft ganz natürlich ein. Visualisiere reines weißes Licht, das mit dem Atem in deine Lunge gelangt und sich von dort in alle Zellen deines Körpers ausbreitet.

Wiederhole diese Übung mindestens dreimal. Lasse dir Zeit nachzuspüren. Diese Atemtechnik ist besonders gut bei Sonnenaufgang zu praktizieren. Sie wirkt reinigend, befreiend und belebt den ganzen Organismus. Konzentriere dich dabei auf das Ausatmen, dann folgt das Einatmen auf natürliche, spontane Weise.

Trauer und Abschied

Trauer ist die Emotion des Metallelements. Das Empfinden von Trauer ist von großer Bedeutung für die seelische und körperliche Gesundheit. Traurigkeit ist eine natürliche Antwort, wenn wir etwas verlieren, das uns viel bedeutet. Sie begleitet den Prozess des Loslassens, des Abschiednehmens von dem, was unwiderruflich vorbei ist. Es braucht dieses Bedauern über den Verlust, bis wir ihn durchlebt, überwunden und die veränderte Lebenssituation angenommen haben. In der »Trauerarbeit« geben wir diesem inneren Reifungsprozess Raum und Zeit. Wir gehen den Weg vom unmittelbaren schmerzhaften Erleben zu einer gewissen Distanz, die für uns eine Befreiung bedeutet und uns für Neues öffnet.

Tief empfundene Trauer über den Verlust eines geliebten Menschen lässt uns erkennen, wie wertvoll das menschliche Leben ist. Sie führt uns nach innen und konfrontiert uns mit der Endlichkeit der irdischen Existenz. Das ist mitunter mit einer undefinierten Sehnsucht verbunden. Für manchen ist das der Beginn ihres spirituellen Wegs, einer Suche nach dem, was unsterblich ist.

Trauer in vollem Umfang zu erfahren, erinnert uns daran, wieviel Liebe wir empfinden können. Wenn wir dieses Gefühl zulassen, gehen wir erlöst daraus hervor wie ein Phoenix aus der Asche. Mit dieser Erfahrung drängt es uns vorwärts ins Leben, wo wir wunderbarerweise entdecken, dass wir wieder Freude empfinden können – nicht als Trostpflaster für das, was wir verloren haben, sondern weil wir durch die umfassende Erfahrung des Verlusts gestärkt worden sind.

Abschied und Tod gehören zum Leben. Diese Daseinsaspekte zurückzuweisen ist so, als würden wir das Leben selbst bekämpfen. Das Metall gibt uns die Fähigkeit Verluste zu bewältigen, den

Schmerz zu spüren und uns schließlich dem Leben wieder anzuvertrauen. Dann verläuft der ganze Prozess ohne große Schwierigkeiten.

Es sind nicht nur die großen Abschiede, die uns trauern lassen. In unserem Alltag gibt es unterschiedliche Verluste, die wir emotional angemessen bewältigen müssen: die Trennung von Partnern und Freunden, das Verlieren von Besitztümern und Prestige, von Träumen und Ideen, Plänen und Zukunftsaussichten, der Verlust von Gesundheit, von körperlichen und geistigen Befähigungen.

Es gibt vielfältige Wege damit umzugehen. Darüber zu sprechen kann helfen, doch eine tiefere Befreiung geschieht erst, wenn wir uns den Raum dafür nehmen, zu fühlen und die Tränen zulassen. Das Weinen spült nach und nach den Schmerz des erlittenen Verlusts weg. Bei manchen Völkern ist die natürliche Antwort auf den Tod eines geliebten Menschen ein ungehemmtes Schluchzen und Wehklagen. Diese emotionale Katharsis aktiviert die Atmung und setzt damit eine emotionale Entlastung in Bewegung. Sie hinterlässt eine vorrübergehende Schwäche im Körper, aber auch das Gefühl der Erleichterung.

Hält eine Trauerphase ungewöhnlich lange an oder wird sie in einer größeren Intensität gelebt, als es für den unmittelbaren Verlust angemessen erscheint, liegt der Grund dafür wahrscheinlich darin, dass das Vergießen von Tränen die Ventile für frühere, nicht ausgelebte Gefühle geöffnet hat. Durch die intensive Atmung beim Weinen werden Spannungen gelöst, die alte Verletzungen unterdrückt hatten. Auf diese Weise kann der Kummer über einen aktuellen Verlust ein Katalysator sein für die Auflösung von alter Trauer. Der Damm des Nicht-Fühlens ist gebrochen, und die zurückgehaltenen Tränen bahnen sich ihren Weg.

Wenn sich ein Verlust schon lange angekündigt hat, kann er

auch erst einmal eine Erleichterung mit sich bringen, das Gefühl, von einer Last befreit zu sein. Doch in vielen Fällen ist die erste Reaktion Unglaube oder auch Schock. Auch Wut ist ein natürlicher Begleiter des Trauerprozesses und eine gesunde Antwort auf einen Verlust. Häufig gestehen wir uns jedoch unseren Ärger nicht ein oder er löst Schuldgefühle aus, da er uns im Trauerfall nicht angemessen erscheint. Wir denken, dass wir eher mit kummervoller Zurückhaltung weinen oder tapfer sein sollten. Doch der Tod bedeutet ein endgültiges Verlassenwerden, das eine große Bandbreite an Emotionen und auch Wut in uns auslösen kann. Es ist wichtig, allen Gefühlsregungen im Trauerprozess Raum zu geben.

Für einige Menschen ist das Verlustgefühl so stark, dass sie es kaum ertragen. Es kann ein Vakuum hinterlassen, einen Zustand der Leere, als wäre etwas in ihnen abgestorben. Mitunter geht das mit Schmerzen in der Brust einher oder es fühlt sich gar wie ein Dolchstoß an. Verlassenheits-, Trauer- und Verlustgefühle gehören bei Kindern zu den häufigsten Krankheitsursachen.

Wenn wir Trauer nicht zulassen …

Manchmal haben wir Schwierigkeiten, Trauer zu bekunden und halten sie lieber unter Verschluss. Vielleicht ist es für uns zu schmerzlich, die Traurigkeit zu fühlen, oder wir haben Angst, von ihr überwältigt zu werden. Dann versuchen wir lieber, das Gefühl unter Kontrolle zu halten, und gestehen uns nicht ein, dass es uns schlecht geht. Wir versuchen eine Fassade aufrechtzuerhalten, die uns selbst und andere davon überzeugen soll, dass alles in Ordnung ist. Auch nach einem schweren Verlust machen wir ungerührt weiter, als wäre nichts geschehen. Möglicherweise assoziieren wir Trauer mit Schwäche und wollen ihr deshalb nicht nachgeben. Wir glauben, stark sein zu müssen, doch diese »Stärke« ist eher ein krampfhaftes Zurückhalten, eine

Weigerung loszulassen.

Das Nicht-Zulassen der Trauer geht mit fehlender Lebendigkeit und einem eingeschränkten Gefühlsleben einher. All die zurückgehaltenen Tränen bleiben in uns verborgen und stauen sich in der Brust zu einem großen Tränensee an. Das blockiert die Atmung und gibt das Empfinden, Brustkorb und Kehle wären zugeschnürt. Die körperliche Anspannung ist oft mit ängstlicher Unruhe oder auch Schlafstörungen verbunden. Wenn die Trauerarbeit nicht geleistet wird, können diese Symptome für Jahre anhalten und der Kummer über den erlittenen Verlust oder eine Desillusionierung bleibt bestehen.

Der Abwehrmechanismus gegen das Fühlen von Trauer ist vielen Menschen nicht bewusst. Es wird für sie zur Gewohnheit, flach zu atmen und Brustmuskeln, Kehle und auch die Arme anzuspannen. Wenn sie dann ihre Aufmerksamkeit und Atmung in die Brustregion schicken, sind sie ganz erstaunt, die körperlichen Verspannungen und auch die hier festgehaltenen Verletzungen und den ungelösten Kummer zu spüren. Sie erfahren, dass der unbewusste Versuch, sich vor Schmerz zu schützen, auch das Erleben von Freude eingeschränkt hat.

Wenn Trauer chronisch wird

Bei einer »untröstlichen« Traurigkeit entsteht aus der natürlichen Trauer ein anhaltender Kummer, ein bedrückendes, diffuses Gefühl, das Lunge und Darm belastet. Wir sind niedergeschlagen und verlieren den Kontakt zu anderen und zum Leben selbst. In einer Stimmung von Melancholie und Wehmut nehmen wir eine pessimistische, mitunter hoffnungslose Haltung dem Leben gegenüber ein und wagen keinen Neubeginn. Diese Gefühle verstärken sich meist im Herbst, wenn wir uns von der Wärme und der Leichtigkeit des Sommers verabschieden und uns die dunkle Jahreszeit bevorsteht.

Das geschieht, wenn wir mit unseren Gedanken ständig in die Vergangenheit abschweifen und mit Ereignissen beschäftigt sind, die schon lange zurückliegen. Trauer ist dann nicht mehr ein Gefühl, das empfunden wird, sondern ein Festhängen in und an dem, was einmal war. Ist unser Blick nur auf das gerichtet, was wir nicht mehr haben, wird es uns schwerfallen, es loszulassen. Auf diese Weise können wir uns von einer Trennung oder einem Abschied nicht erholen und erfahren jede Veränderung betrübten Sinnes als Verlust.

Chronische Traurigkeit führt zu hängenden, nach vorne geneigten Schultern, einem eingefallenen Brustkorb und einer flachen Atmung, verbunden mit einem müden Gesamteindruck und einer introvertierten Haltung. Die Stimme ist schwach und kraftlos und wird von einem häufigen Seufzen begleitet. Im Körper entsteht ein Zustand von Trockenheit, der Lebenssaft »trocknet ein«. Neben einer welken Haut können ein trockener Husten und eine Neigung zu Verstopfung auftreten.

ERFORSCHUNG

Abschied und Trauer

- Wie erfährst du Abschiede und Trennungen? Kannst du sie als natürliche Begleitung auf deinem Lebensweg annehmen oder erlebst du sie als schwere Erschütterungen, die dich aus der Bahn werfen?
- Fällt es dir schwer, dich mit der Endgültigkeit eines Abschieds zu konfrontieren? Trauerst du lange?
- Oder versuchst du deine Traurigkeit beiseitezuschieben und zur Tagesordnung überzugehen? Ist es lange her, dass du das letzte Mal geweint hast?

Anhaften, Loslassen ... Freiheit

Anhaften

Solange wir an Vergangenem festhalten, verweigern wir uns dem Wandel des Lebens. Wir hadern mit dem eigenen Schicksal und stecken fest. Das Anhaften an Menschen oder materiellem Besitz, an Lebensumständen oder Träumen verhindert das Abschiednehmen. Je stärker die Anhaftung, desto schwieriger wird es, den Verlust zu verarbeiten.

Es gibt eine emotionale Anhaftung an nahezu jeden Menschen, der uns hilft, unsere körperlichen und psychologischen Bedürfnisse zu erfüllen. Ist die Abhängigkeit jedoch extrem und gleichzeitig verbunden mit einem schwachen Selbstbewusstsein, entsteht in uns das Gefühl, ohne den anderen nicht leben zu können. Der Verlust dieses Menschen, durch Trennung oder Tod, hinterlässt dann ein riesiges Loch, das anhaltenden Kummer verursacht. Um das emotionale Band zu durchtrennen und den Ablösungsprozess zu vollziehen, braucht es in solchen Fällen nicht nur Tränen, sondern auch die Erkenntnis, dass die Quelle der Kraft in uns selbst liegt. Sie führt uns dazu, nach einer angemessenen Zeit die Trauer wieder loslassen zu können, mit dem Gefühl der Nicht-Anhaftung. Der Prozess des Abschieds wird dann zu einer Wiedergeburt, die eine Neuausrichtung für frische Gefühle und neue Beziehungen ermöglicht.

Loslassen – Offenheit dem Leben gegenüber

Die Lunge schenkt uns die Fähigkeit, uns dem beständigen Wechsel des Aufnehmens und Abgebens anzuvertrauen und loszulassen. Jeder Übergang in eine neue Lebensphase heißt für uns Abschiednehmen von der vorangegangenen. Indem wir uns von dem, was wir nicht mehr brauchen, trennen und den Verlust akzeptieren, können wir uns weiterentwickeln und es entsteht Raum für Neues. Loslassen verleiht uns Klarheit und die Fähigkeit, den Entwicklungen und Veränderungen im Leben positiv gegenüberzustehen.

Offenheit bedeutet ein beständiges Loslassen von tagtäglichen Enttäuschungen, Gram und alten Verletzungen und gleichzeitig das Zulassen von neuer Bewusstheit und das Wahrnehmen von inneren Gefühlen und äußeren Realitäten. Wenn wir uns dem Leben gegenüber öffnen, können wir Gedanken und Gefühle fließen lassen, Umwandlungen willkommen heißen und Menschen kommen und gehen lassen. Das Wissen, dass alles in Bewegung ist, und ein Einverstandensein mit dem, was geschieht, öffnet den Horizont für neue Möglichkeiten.

Mit einer schwach entwickelten Lungenenergie sind wir von Neuerungen oder Unvorhergesehenem schnell überfordert. Unser Atem reicht nicht aus, uns für das Leben zu öffnen. Wir binden unsere Energie mit Gedanken an die Vergangenheit, als könnten wir damit die aktuelle Entwicklung verhindern. An dem, was wir kennen, halten wir krampfhaft fest, auch wenn es uns nicht guttut und uns viel Kraft kostet. Wenn wir aber nicht loslassen, baut sich ein Druck in der Brust auf und es können Probleme mit dem Ausatmen auftreten. Auch die Muskeln der Arme sind durch die Anstrengung des Festhaltens angespannt. Wenn wir schließlich doch loslassen, werden wir uns entspannen und erleichtert aufatmen.

Das Metallelement spielt bei allen Trennungen eine wichtige Rolle. Während wir im Feuer und in der Erde lernen, uns einzulassen und zu verbinden, ist die Lektion des Metalls, uns zu trennen. Es hilft uns, alte Bindungen zu kappen, die uns in unserer Entwicklung behindern. Das kann schmerzhaft sein, ist aber für unseren Reifungsprozess essenziell. Diese wichtige Abnabelung erleben Jugendliche, die sich bereit machen, eigene Wege zu gehen und das Elternhaus zu verlassen. Traditionell gab es in dieser

Phase eine Initiation, die den jungen Menschen den Abschied von Zuhause und den Verlust der Sicherheit und Geborgenheit der Kindheit erleichtert und sie ins Erwachsenenleben eingeführt hat. Solche Rituale, die dabei helfen, die Übergänge bewusst zu erleben und zu vollziehen, stärken das Metall. Sie werden heute noch von Naturvölkern praktiziert.

PRAXISTIPP

Dankbarkeit und Loslassen

Um das Loslassen zu lernen, kannst du ein kleines Ritual durchführen. Du brauchst dafür ein Blatt Papier, Stift, Streichhölzer und ein feuerfestes Gefäß. Sei für dich allein und nimm dir Zeit. Stelle dir vor, was du loslassen möchtest und schreibe es auf. Dann sprich laut aus: »Ich bin bereit loszulassen.« Vielleicht spürst du dabei eine Dankbarkeit in dir aufsteigen, für die Begegnung mit einem Menschen, für eine Erfahrung, die du machen durftest, oder einfach für die Kostbarkeit, am Leben zu sein. Dankbarkeit zu empfinden, ist ein wichtiges Heilmittel für die Lunge.

Nun zünde das Papier in dem Gefäß an, beobachte, wie es vor deinen Augen verbrennt und sich in Asche und Rauch auflöst. Durch dieses Ritual kann sich ein Gefühl von Freiheit ausbreiten und große Energie freigesetzt werden.

Freiheit

Unter Freiheit verstehen wir normalerweise die Möglichkeit, das zu tun, wonach uns ist, und uns nach eigenen Vorstellungen zu verwirklichen. Damit das möglich ist und wir nicht auf allzu viele Hindernisse und Begrenzungen stoßen, müssen im Außen bestimmte familiäre, gesellschaftliche und ökonomische Voraussetzungen erfüllt sein.

Es gibt aber auch noch eine Freiheit im Inneren, die von äußeren Umständen unabhängig ist. Die Freiheit des Metalls geschieht durch das Loslassen von Vorstellungen, Wünschen und Identifikationen, von Wollen und Ehrgeiz. Sie kann uns nicht genommen werden, denn sie hat etwas mit unserem innersten Sein zu tun, das nicht angekettet werden kann. Außergewöhnliche Menschen wie Rosa Luxemburg oder Nelson Mandela haben diese Freiheit selbst in einer kleinen Gefängniszelle erfahren.

Den Zusammenhang zwischen der Lunge, dem Atem und der Freiheit erleben wir in einer Umgebung, in der wir uns beengt und unwohl fühlen, sodass wir uns kaum trauen, tief Luft zu holen. Wenn wir dann den Raum verlassen und wieder »frei« sind, werden wir mit einem erleichterten Seufzer aufatmen.

Loslassen und Freiheit

- Wie geht es dir mit dem Thema Loslassen? Wo fällt es dir leicht, loszulassen? Woran hältst du mit aller Macht fest?
- In welchen Bereichen deines Lebens fühlst du dich frei?
- Benötigst du äußere Freiheit, um innere Freiheit zu erfahren? Oder hast du schon mal erlebt, dass das eine ohne das andere möglich ist?

Die Lunge und die Abwehrenergie

Eine starke Lungenenergie zeigt sich in einer großen physischen Vitalität, einer robusten Konstitution und einem kraftvollen Immunsystem. Die Lunge verteilt die Abwehrenergie, die unter der Haut zirkuliert. Sie überzieht wie ein energetischer Schutzmantel den Körper und hält schädliche äußere Einflüsse fern. Wind, Kälte und Nässe werden von diesem Kraftfeld abgewehrt und

PRAXISTIPP

Raus an die frische Luft

Die wichtigste abwehrstärkende Maßnahme ist, reichlich frische Luft zu atmen. Verbringe so viel Zeit wie möglich in der Natur, um die Lungen ausreichend zu durchlüften. Durch den Aufenthalt im Freien kommt es zu einer vermehrten Anreicherung des Blutes mit dem Lebenselixier Sauerstoff, was eine sofortige erhöhte Vitalität zur Folge hat. Ausflüge in den Wald, an einen See, in die Berge und ans Meer wirken erfrischend und sind wesentlich für die Gesundheit. Wenn das nicht möglich ist, öffne die Fenster und lüfte regelmäßig dein Haus.

Viele Menschen verlieren den Bezug zur Natur und bekommen nur sehr wenig frische Luft. Sie verbringen einen Großteil ihrer Zeit in geschlossenen Räumen oder in Verkehrsmitteln. Hier ist die Luft oft abgestanden und ausgetrocknet, besonders wenn sie von einer Klimaanlage aufbereitet wird oder Heizkörper die Luft erwärmen.

Auch das Leben in Großstädten mit einer hohen Luftverschmutzung durch Abgase und Feinstaub führt dazu, dass wir nicht ausreichend mit reiner Luft versorgt werden. Das wirkt sich belastend auf unsere Gesundheit aus. Asthma, Allergien, Herz-Kreislauf- und Atemwegserkrankungen sind häufig die Folge. Hinzu kommt die Verarbeitung von immer mehr synthetischen Materialien und schädlichen Chemikalien bei Kleidung, beim Hausbau und in Möbeln, die die Aufnahme der Lebensenergie über die Atmung und die Haut beeinträchtigen, den Körper vergiften, den Hormonhaushalt beeinträchtigen und krebserregend wirken können.

der Mensch gegenüber Krankheitserregern und auch unerwünschten geistigen und seelischen Einflüssen verteidigt. Zudem bewahrt uns diese schützende Grenze vor Unfällen und Verletzungen.

Mit einer geschwächten Abwehrfähigkeit ist unsere Widerstandskraft gegenüber Infektionen herabgesetzt. Krankheitserreger dringen dann leicht über die Atemwege ein, sodass wir uns öfter eine Erkältung oder Grippe einfangen. Wir fühlen uns ungeschützt und sind empfindlich gegenüber allen äußeren Einflüssen. Möglicherweise neigen wir zu Heuschnupfen oder allergischen Reaktionen gegen Staub oder Tierhaare. Es kann auch leicht zu kleinen oder auch größeren Verletzungen kommen. Wir schneiden uns bei der Essenszubereitung in den Finger, stoßen uns an einer Tür oder unser Körper weist blaue Flecken auf, von denen wir nicht einmal wissen, wodurch sie entstanden sind.

Die Lunge und die Haut

Mit der Durchlässigkeit ihrer Poren ist die Haut ein Atmungsorgan wie die Lunge. Sie umhüllt den Körper und definiert die natürliche Grenze zum umgebenden Raum: Hier endet der Körper und beginnt die Außenwelt. Über die Haut geschieht ein offener Austausch mit der Umwelt. Durch Berührung stellen wir Kontakt her und verbinden uns mit anderen Menschen.

Mit einer intakten Haut haben wir ein gutes Gefühl für unsere Grenzen. Ist diese Schutzfunktion geschwächt, werden wir »dünnhäutig«. In diesem Zustand fühlen wir uns zart besaitet und schnell angegriffen, als wären wir dem Leben hilflos ausgeliefert. Als Ausweg bleibt uns oft nur der Rückzug. Dann verhalten wir uns unnahbar und distanziert, um andere auf Abstand zu halten und einen direkten Körperkontakt zu vermeiden.

Hautkrankheiten können ein Zeichen sein, andere nicht an sich heranlassen zu wollen. Sie scheinen zu sagen: »Rühr mich nicht an!«.

Doch auch das andere Extrem ist möglich: Mit einer »dicken Haut« verlieren wir die Fähigkeit zu fühlen, wodurch ein lebendiger Austausch mit anderen und mit der Welt nur schwer möglich ist.

PRAXISTIPP

Bürstenmassage, Sauna und Dampfbäder

Die Haut kann durch Bürsten gekräftigt werden. Bei jedem Duschen reibe und massiere den ganzen Körper mit einer Bürste oder einem Luffa-Schwamm. Dadurch werden abgestorbene Hautzellen entfernt, die Haut durchblutet, die Atmung intensiviert und das Immunsystem gestärkt.

Aufenthalte in der Sauna oder in einem Dampfbad öffnen durch das Schwitzen die Poren und bringen Schlacken über den Schweiß nach außen. Doch Vorsicht: Dieser extreme Hitzereiz ist für Menschen mit einer geschwächten Konstitution nicht empfehlenswert oder sogar gefährlich.

Grenzen und Kontakt

Die Lunge wacht über die Durchlässigkeit der Grenzflächen. Über die Atmung sind wir in einem beständigen Austausch mit der Außenwelt. Diese Interaktion mit der Umwelt, nicht nur über die Atemluft, sondern auch mit anderen Menschen, wirkt erfrischend und anregend. Gleichzeitig ist die Lunge dafür zuständig, die Grenzen zu wahren, um den Körper vor schädlichen Einflüssen abzuschirmen und den Menschen zu schützen. Eine gesunde Lungenenergie befähigt uns also zu Verbundenheit *und* Abgrenzung, zu Nähe *und* Distanz, je nach Bedürfnis. Sie erlaubt ein unmittelbares Betroffensein durch das, was wir erleben, und gibt uns zugleich die Fähigkeit, uns innerlich davon zu distanzieren und zu befreien.

Neben einer Sehnsucht nach Kontakt und Nähe hat jeder Mensch auch immer wieder das Bedürfnis, sich von dem anderen zu lösen und zurückzuziehen. Indem wir Abstand nehmen, schaffen wir Zeit und Platz für uns. Eine deutliche Grenze ermöglicht es uns, zwischen uns selbst und anderen zu unterscheiden. Diese gesunde Distanz sorgt für Klarheit und gibt uns ein Gefühl für den eigenen Raum. Nur mit dem Bewusstsein der eigenen Grenzen und der anderer ist ein Austausch möglich. Rückzug kann ein Ja zu uns selbst bedeuten.

Ist der Abstand jedoch dauerhaft zu groß, erlebt der Mensch die Außenwelt wie abgetrennt und fern. Statt einer natürlichen Distanz entstehen Isolation und Einsamkeit. Zurückgezogen hinter den eigenen Grenzen, findet er keinen Zugang zu anderen und wird unfähig, Kontakt und Berührung zuzulassen. Er wirkt zurückhaltend und kühl, als trüge er ein unsichtbares Schild mit der Aufschrift: »Privat – Zutritt verboten!« Mit seiner Scheu vor direkten Gefühlsäußerungen hält er seine Emotionen unter strikter Kontrolle und zeigt sich nie offen und persönlich. Es ist eine

Abstand und Kontakt

- Wie sehr kannst du Berührung, Nähe und Kontakt zulassen?
- Wieviel Distanz brauchst du? Wie groß sollte der Abstand zu den Menschen in deiner Umgebung sein, damit du dich wohl in deiner Haut fühlst?
- Wie stark ist dein Wunsch dich zurückzuziehen?

ERFORSCHUNG

Abwehrhaltung, mit der er nichts und niemanden an sich heranlässt.

Doch auch das Gegenteil ist Zeichen eines Ungleichgewichts der Lungenenergie: Wenn der Mensch »distanzlos« wird, bringt er der Privatsphäre anderer weder Verständnis noch Respekt entgegen und rückt ihnen unangenehm »auf die Pelle«.

Die Lunge, die Nase und der Instinkt

Die Nase wärmt die Atemluft an, befeuchtet und reinigt sie, bevor sie weiter in die Lunge strömt. Staub und feine Schmutzpartikel und auch Krankheitserreger, die in der Luft enthalten sein können, bleiben an ihren Flimmerhärchen hängen. Es empfiehlt sich daher durch die Nase einzuatmen. Ist die Nase verstopft, geschieht das Atmen durch den Mund, ohne die Filter- und Vorwärmfunktion. Eine dauerhafte Mundatmung schwächt daher die Lunge. Das kann zu Energiemangel und Erschöpfung führen.

Freie Nasenwege ermöglichen nicht nur einen ungehinderten Luftaustausch, sondern sind auch unabdingbar für ein gutes Riechvermögen, durch das wir Gerüche aufnehmen und differenzieren können. Der Geruchssinn lässt uns erkennen, was für uns gut und brauchbar ist, er sagt uns, was frisch oder verdorben ist, angenehm oder unangenehm. Das bezieht sich nicht nur auf die Nahrung, sondern auch auf eine instinktive Zu- oder Abneigung gegenüber Menschen.

Im Vertrauen auf unsere Nase folgen wir unserem Instinkt. Wir nehmen Witterung auf und haben den richtigen Riecher für »gute Gelegenheiten«. Damit ist der sechste Sinn gemeint, durch den wir instinktiv Gefahren erahnen und reflexartig darauf reagieren. Diese rasche Reaktionsfähigkeit hat nichts mit dem Intellekt zu tun. Sie geschieht, ohne dass wir darüber nachdenken, aus dem unbewussten Bedürfnis, unser Überleben zu sichern. Instinktive Entscheidungen beruhen auf Empfindungen und Reflexen, nicht auf Logik.

Tiere vertrauen ihrem Gespür. Sie nehmen mit ihren Sinnen feinste Signale wahr, achten auf Körperimpulse und wittern dadurch Bedrohungen, lange bevor es konkrete Anzeichen dafür gibt. Bei einer Naturkatastrophe spüren Tiere, wenn Gefahr in der Luft liegt, und bringen sich in Sicherheit. Auch naturverbundene Völker verlassen sich noch auf ihren Instinkt und achten auf Sinneswahrnehmungen und Warnsignale. Sie bemerken kleinste Veränderungen in der Atmosphäre, spüren Regen, Hitze oder Kälte nahen und fühlen, wenn etwas nicht stimmt.

Wer in der Wildnis lebt, braucht einen starken Instinkt. Die meisten »zivilisierten« Menschen verfügen jedoch über keine gute Wahrnehmung mehr. Sie haben es verlernt, auf Anzeichen einer Bedrohung zu hören. Durch die Entfremdung von der Natur verkümmert dieser natürliche animalische Instinkt und wird von der Verstandesebene überlagert.

PRAXISTIPP

Räuchern – Die Atmosphäre reinigen

Beim Räuchern lässt man Kräuter, Harze, Hölzer oder Blüten über einer Wärmequelle wie Räucherkohle oder Kerzen langsam verglühen. Der aufsteigende Rauch trägt die Duftstoffe mit sich und reinigt die Atmosphäre und den Geist. In religiösen Traditionen wird das Räuchern zu sakralen Zwecken eingesetzt. Es beseitigt negative Schwingungen und ist hilfreich zur Sammlung bei der Meditation. Bei vielen Völkern wird das Räuchern als eine Botschaft an den Himmel angesehen.

PRAXISTIPP

Nasenspülung

Die Nasenspülung ist eine Übung der Yogis. Sie reinigt die Nase, befreit die Atemwege, verschafft einen klaren Kopf und stärkt das Immunsystem. Das Spülen mit warmem Salzwasser lindert die Beschwerden bei Heuschnupfen, Hausstauballergie, Erkältungen oder Entzündungen der Stirn- und Nebenhöhlen.

Du brauchst dafür ein kleines Nasenkännchen (Ayurvedabedarf), mit dem du die warme Salzlösung in die Nase einbringst. Löse dafür etwa 1 g Salz (Ursalz, Meersalz oder Himalayasalz) in 100 ml warmem Wasser auf. Halte den Kopf über ein Waschbecken

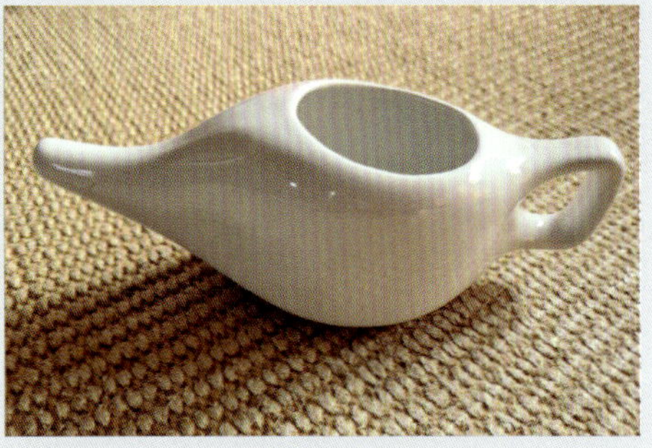

und atme durch den Mund. Lasse nun die Salzlösung zuerst durch das eine, dann durch das andere Nasenloch laufen. Es braucht dazu ein bisschen Übung. Putze anschließend die Nase und reibe ein mildes Kräuteröl in jedes Nasenloch. Du kannst diese Prozedur zur Vorbeugung täglich wiederholen, am besten morgens nach dem Aufstehen.

Der Lebensinstinkt – Das Ja zum Leben

Die Lunge schenkt uns das Ja zum Leben und damit das instinktive Bedürfnis, den Körper zu erhalten. Diese mächtige Kraft hat Einfluss darauf, ob wir kräftig, vital und gesund sind oder schwach und kränklich. Sie gibt das Gefühl mit dem Körper verbunden zu sein, sodass wir ihn als unser Zuhause empfinden. Dieses Körperempfinden lässt uns mit einem gesunden Egoismus den Raum nehmen, den wir brauchen.

Für Menschen mit einem geschwächten Lebensinstinkt fühlt sich der Körper fremd an, wie ein Haus, das sie nicht wirklich bewohnen. Sie wirken wie Elfen, die über dem Boden schweben, als wären sie bei ihrer Geburt versehentlich auf diesem Planeten gelandet. Durch ihre große Sehnsucht nach dem Himmel und den geistigen Sphären sind sie auf der Erde nicht wirklich anwesend. Es fehlt das Ja zum Leben. Dadurch ist der Lebensinstinkt, der unbewusste Wunsch, das Dasein zu bewahren, geschwächt. Die Verbindung zum Körper und die Wahrnehmung von körperlichen Empfindungen sind beeinträchtigt.

Das zeigt sich in einer fragilen Konstitution und in geringer Vitalität. Der Mensch ist schwach auf der Brust, zart, feingliedrig, blass und zerbrechlich wie eine Porzellanpuppe. Die Abwehrenergie ist geschwächt, was sich in einer erhöhten Infektanfälligkeit zeigt. Die Neigung zu Verletzungen und Unfällen ist vergrößert, denn der Mensch nimmt sich und seinen Körper nicht wirklich wahr. Dadurch kann er auch keine gesunden Grenzen setzen, sich nicht wehren und schützen und ist Fremdeinflüssen hilflos ausgeliefert. Bei Kindern, die trotz guter Ernährung und einer wohlbehüteten Umgebung viel kränkeln, kann man davon ausgehen, dass sie mit einem geschwächten Lebensinstinkt auf die Welt gekommen sind. Um die Verbindung zum Körper und das Ja zu sich selbst zu stärken, sollte schon früh die Lungenenergie unterstützt werden.

Doch auch das Gegenteil kann der Fall sein: Bei manchen Menschen dreht es sich immer nur um sie selbst. Sie haben eine mächtige physische Präsenz, sind laut, aufdringlich und mitunter rücksichtslos. Da sie vollkommen mit ihrem Körper identifiziert sind (»Ich *bin* mein Körper«), versuchen sie ihn um jeden Preis zu erhalten. Das führt zu einem ausgeprägten Egoismus, der keinerlei Rücksicht auf andere nimmt. Am Buffet schaufeln sie sich mit ihrer »Ich zuerst«-Vorstellung den Teller voll, im Austausch mit anderen überschreiten sie Grenzen, und in der Kommunikation lassen sie ihr Gegenüber kaum zu Wort kommen.

PRAXISTIPP

Krafttiere und Kraftplätze

Die Instinktebene können wir durch ein Leben mit und in der Natur und vor allem durch den Kontakt mit Tieren stärken. Ihr Fell zu streicheln oder zu striegeln (das Fell oder die Körperhaare sind der Lunge zugeordnet), stärkt das eigene Körpergefühl. Wenn Kinder von klein auf eine Beziehung zu einem Tier aufbauen, es füttern und pflegen und sich viel in der Natur aufhalten, bauen sie ein kraftvolles Immunsystem auf und sind später gut vor Allergien geschützt.

Tiere haben nicht nur einen guten Riecher für ihre Beute, sondern auch ein Gespür für Orte mit besonderen Energien. Auch wir können einen Instinkt für solche Kraftplätze entwickeln, indem wir auf unsere Empfindungen lauschen, auf den Körper hören und ihm vertrauen. An so einem Fleck innezuhalten und einen bewussten tiefen Atemzug zu nehmen, lässt uns eine starke Verbundenheit mit der Natur und mit dem Leben selbst erfahren.

Die Lunge und die Zuversicht

Eine gesunde, kraftvolle Lunge schenkt uns eine zuversichtliche Grundeinstellung, die uns optimistisch in die Zukunft blicken lässt. Damit ist eine positive Geisteshaltung gemeint, nicht etwa falsche Hoffnungen oder Träumereien. Sie gewährt uns einen freien Blick auf das, was vor uns liegt, und lässt uns auch in schwierigen Zeiten den Silberstreifen am Horizont erkennen. Selbst wenn wir auf Hindernisse stoßen, bewahren wir Lebensmut und öffnen uns mit positiver Neugier für Veränderungen.

Sind die Zukunftsaussichten nicht besonders rosig, kann das die Lungenenergie angreifen. Partner- und Heimatverlust oder auch Krieg beeinträchtigen das vertrauensvolle Ja und können schwerwiegende Erkrankungen der Lunge nach sich ziehen. Es entwickelt sich eine pessimistische Haltung, die sich Neuem gegenüber verschließt. Das zeigt sich in einer flachen Atmung, hängenden Schultern und einer schwermütigen Stimmung. Symptome einer geschwächten Lungenenergie können schon bei Kindern auftreten, wenn eine Trennung der Eltern bevorsteht und sie nicht wissen, wie es für sie weitergehen soll. Sie werden traurig und verlieren ihre Zuversicht. Das kann von Erkältungsanfälligkeit, Allergien, Neurodermitis oder Asthma begleitet werden.

PRAXISTIPP

Nachrichten-Detox

Nachrichten über die Geschehnisse in der Welt sind allgegenwärtig und manche Menschen sind regelrecht süchtig nach aktuellen News. Doch die Medien – Fernsehen, Zeitungen und zunehmend die sozialen Medien – bringen überwiegend negative Meldungen. Ein regelmäßiger Konsum dieser Berichte über Krieg, Gewalt und Unrecht belastet die Lungenenergie, denn er raubt uns unsere Zuversicht und fördert Sorgen und Angst vor der Zukunft. Daher braucht es einen achtsamen Umgang mit der Flut von Informationen. Lese oder höre lieber kurze Zusammenfassungen, als dir zu den schlimmen Ereignissen auch noch die erschreckenden Bilder anzuschauen.

Der Dickdarm
Festhalten und Loslassen

Der Dickdarm ist dafür zuständig, den Müll vor die Tür zu bringen. Er nimmt die Rückstände des Verdauungsprozesses auf, resorbiert Flüssigkeit und wichtige Mineralien und scheidet den Rest aus. Was für uns von Wert ist, wird behalten, Unbrauchbares oder gar Schädliches wird entsorgt. Mit einem starken Dickdarm sind wir in der Lage, die Abfallprodukte leicht abgehen zu lassen, was dann mit einem wohligen Seufzer geschieht.

Für viele Menschen ist das Loslassen auf dem stillen Örtchen an bestimmte Bedingungen geknüpft. Es funktioniert nur zuhause in einer geschützten Umgebung oder mit Hilfe eines morgendlichen Kaffees. Sind diese Umstände nicht gegeben, kommt es zu einer Verstopfung, durch die Altlasten zurückgehalten werden. Eine Obstipation kann natürlich auch andere Ursachen haben (siehe dazu das Kapitel »Innere Trockenheit«, Seite 66–67).

Bei einer chronischen Verstopfung wächst der Müllhaufen an und das überflüssige Material sammelt sich in den Windungen des Darms. Das wirkt sich auf den Rest des Körpers aus. Dann ist nicht nur der Darm verstopft, sondern auch der Kopf, die Nase und die Nebenhöhlen (der Dickdarmmeridian führt zum Kopf und endet neben der Nase). Man fühlt sich aufgedunsen und gestaut. Die Schlackenstoffe werden zum Teil über die Haut in Form von Pickeln und Akne ausgeschieden.

Verstopfung hat auch oft mit Festhalten und Kontrolle zu tun und geht mit Verspannungen im Bauch einher. Im Gegensatz dazu kann Durchfall ein Indiz sein für das Unvermögen, etwas bei sich zu behalten. Chronisch breiiger Stuhlgang wird im Verständnis der TCM jedoch meist mit der Milz und einem geschwächten

Verdauungsfeuer in Verbindung gebracht.

Der Wunsch festzuhalten und zu kontrollieren zeigt sich auch im Umgang mit materiellen Dingen und Geld. Eine aus dem Gleichgewicht geratene Dickdarmenergie kann zu einer übertriebenen Sparsamkeit und Geiz führen. Gedanklich ist der Mensch dann viel mit den Themen Alterssicherheit und Rente beschäftigt und er erkennt nicht, dass er alles hat, was er zum Leben braucht. Anhaltende Sorgen um die materielle Sicherheit führen oft zu chronischen Dickdarmerkrankungen.

Der Sinn für das Wesentliche

In seiner Funktion, das auszuscheiden, was toxisch für den Organismus ist, leitet der Dickdarm nicht nur körperliche Abfallstoffe aus, sondern auch geistig-seelischen Ballast, wie negative Gedanken und vergiftende Emotionen. Gleichzeitig gibt uns eine starke Dickdarmenergie die Fähigkeit, an dem festzuhalten und das zu bewahren, was für uns einen Wert besitzt. An Dingen, die uns wichtig sind, bleiben wir dran, mit Konsequenz und Durchhaltevermögen. Alles andere wird entsorgt, wir sagen dazu Nein.

Mit einer geschwächten Dickdarmfunktion ist nicht nur der Darm vollgestopft, sondern ebenso der Kopf, mit festsitzenden Überzeugungen, einzementierten Prinzipien und lebenslimitierenden Glaubenssätzen. Diese »geistige Verstopfung« lässt uns rigide an überholten Strukturen und alten Ressentiments festhalten. Wir sind in begrenzenden Wertvorstellungen und Verhaltensmustern gefangen, die ihren ursprünglichen Zweck schon lange nicht mehr erfüllen. Beruf, Wohnort und auch Beziehungen werden unter allen Umständen beibehalten, auch wenn sie den Spielraum für neue Erfahrungen einschränken. All das, was längst vergangen und überholt ist, behindert unser Denken und Handeln. Innerlich wie zugemüllt, nehmen wir eine negative

Haltung Veränderungen gegenüber ein. Wir hängen fest und kommen im Leben nicht voran.

Starre Grundprinzipien und Wertvorstellungen verleiten schnell dazu, den moralischen Zeigefinger (Verlauf des Dickdarmmeridians) zu erheben, der uns mahnt: »Du solltest ...«, oder genauso abträglich »Du solltest nicht ...« Kein Mensch kann sich auf Dauer einwandfrei verhalten und einen strengen Moralkodex einhalten. Er wird »Fehler« machen, denn niemand ist ohne Makel. Mit überzogener Selbstkritik und überhöhten Ansprüchen an sich selbst kann er nur hinter seinen Erwartungen zurückbleiben. Je höher die Ideale angesetzt sind, desto schneller wird er »scheitern«.

Für ein Streben nach Perfektion müssten wir uns selbst und unsere natürlichen Regungen unter Kontrolle halten. Das wird jedoch nicht funktionieren, denn wir sind nun mal Wesen, die »auf der Toilette stinkende Haufen hinterlassen«. Die Anstrengung, nach erhabenen Wertvorstellungen zu leben und krampfhaft alles richtig zu machen, führt nur dazu, dass wir den Hintern zusammenkneifen und nicht loslassen können. Dazu kommen

ERFORSCHUNG

Konzentration auf das Wesentliche

- Was hat eine Bedeutung in deinem Leben? Was ist dir wirklich wichtig?
- Verlierst du dich manchmal in Details und dabei das Wesentliche aus den Augen?
- Was brauchst du nicht mehr? Wovon möchtest du dich oder solltest du dich trennen?
- Hast du deine Meinungen und Überzeugungen schon einmal infrage gestellt? Gibt es Situationen, in denen du sie loslassen konntest? Wie ist dir das gelungen?

die Enttäuschung und das schlechte Gewissen wegen unserer menschlichen Unvollkommenheit.

Im Verlauf des Dickdarmmeridians liegen Muskeln, die wir zum Festhalten benötigen: Arme, Schultern, Kehle und Kiefer. Wir spannen sie an, ziehen das Kinn zum Hals, die Schultern hoch, und ballen Fäuste, um uns zu kontrollieren, um Tränen oder auch ein klares Nein zurückzuhalten.

Die Kraft des Metallelements

Struktur, Disziplin, Gerechtigkeit

Das Metall bringt Ordnung und Disziplin in unser Leben und schafft dadurch Klarheit. Es lässt uns vernünftige Gesetze, Normen und moralische Richtlinien einhalten, weil wir anerkennen, dass sie den Umgang und das Verhalten in einer Gesellschaft regeln und das Chaos eindämmen. Es schenkt uns die Fähigkeit, über das Leben zu reflektieren und es dadurch besser zu verstehen, und weckt unser Interesse für Religion und Philosophie. Mit einem deutlichen Gespür für das, was richtig und was falsch ist, leben wir nach ethischen Vorstellungen und haben den Wunsch, Gerechtigkeit zu wahren. Dabei sind wir in der Lage, sachliche von emotionalen Inhalten zu trennen.

Wir können unsere Metallenergie stärken, indem wir unserem Leben eine Struktur geben. Ein geordneter Tagesablauf ist wie ein Gerüst, das uns Halt und Stabilität gibt. Dabei sollten wir Zeiten des Rückzugs, des Alleinseins und der Besinnung einplanen. Auch Rituale der Reinigung und Zeiten des Verzichts unterstützen das Metall. Sie helfen dabei, uns von überflüssigen Dingen zu befreien und uns auf das Wesentliche zu konzentrieren. Viele religiöse und spirituelle Praktiken bieten Möglichkeiten zur inneren Reinigung an, um sich von einer belastenden Vergangenheit oder von »Sünde« zu befreien, um Schuld abzutragen und Erlösung zu finden.

PRAXISTIPP

Ordnung schaffen, Ballast abwerfen

Besitz besitzt uns! Auch Gegenstände binden Energie. Wenn wir uns mit zu vielen Dingen umgeben und Besitztümer horten, führt das zu Stagnation. Sind Keller und Dachboden vollgestopft mit Gerümpel, die Schränke überfüllt mit Kleidern, die schon lange nicht mehr passen, und stapeln sich auf dem Schreibtisch die Papiere, ist der Blick für das Wesentliche verbaut. Dann ruft alles danach, Ordnung zu schaffen, zu entrümpeln und damit Ballast abzuwerfen.

Ausmisten schafft Übersicht und Klarheit, nicht nur in der Wohnung, sondern auch im Geist. Weniger Besitz bedeutet auch weniger Anhaftung. Altes zu überwinden, stellt Raum zur Verfügung und macht den Weg frei für Neues. Einordnen und Kategorisieren kann ein Schritt sein, das Leben wieder in den Griff zu bekommen. Bei jedem Ding stelle dir die Frage: »Ist es nützlich oder wertvoll? Lohnt es sich, es aufzuheben?«

Trenne dich von alten Kleidungsstücken, sortiere aus, verschenke, verkaufe, werfe weg. Mache dabei auch gleich die verstaubten Winkel der Wohnung sauber und putze die Fenster. Nimm dir aber nicht zu viel auf einmal vor. Versuche keine perfektionistische Vorstellung von strenger Ordnung herzustellen, sondern beseitige das Chaos in überschaubaren Schritten: Schublade für Schublade, Zimmer für Zimmer. Am Ende bleibt das Wesentliche zurück und erstrahlt, weil es von allem Unwichtigen befreit wurde.

Wenn wir uns jedoch zu sehr an Strukturen klammern und Regeln starr anwenden, bauen wir unser eigenes Gefängnis, das die Beweglichkeit und damit unsere Entwicklung eingeschränkt. Es entsteht ein rigides Verhalten, das Rituale und Bräuche zu strikten Dogmen erstarren lässt. Das geschieht bei einer strengen, lebensverneinenden Religion oder bei einem fanatischen Streben nach Reinheit bei zwanghaften Sauberkeits- und Hygienefanatikern. Dann wandelt sich ein ethisches Verhalten zu der beengenden Moral von Prinzipienreitern, die in ihren Überzeugungen festgefahren sind. Ein gemäßigter Lebensstil, der ausuferndem »Spaß« entsagt, wird zu einer lustfeindlichen Askese.

Archetyp des Vaters – Autorität und Führung

Die Metallqualitäten Struktur, Regeln und Disziplin erfahren wir durch eine »väterliche« Energie, verkörpert durch unseren leiblichen Vater und andere männliche Vorbilder oder Autoritätspersonen wie Lehrer oder Priester. Der Archetyp des Vaters* führt uns in die Welt ein und ist unsere erste und wichtigste Autorität. Weil er uns respektiert, achten wir uns selbst und mit dieser Selbstachtung respektieren wir auch andere. Er gibt uns Anleitung, setzt Grenzen und lehrt uns, was richtig und ehrenhaft ist. Seine Bestätigung stärkt unser Selbstvertrauen. Er unterstützt uns dabei, uns von der Mutter abzunabeln, unser Zuhause zu verlassen und unseren Platz in der Welt einzunehmen. Der Kontakt zum »Himmlischen Vater«, der uns einen Zugang zu geistigen Sphären und zur Spiritualität ermöglicht, wird ergänzt durch die nährende und verwurzelnde Kraft von »Mutter Erde«.

Unsere frühkindlichen Erlebnisse mit der väterlichen Energie haben Einfluss auf die Entwicklung unserer Metallenergie. Bei

---

* Die väterliche Energie können wir auch durch unsere Mutter oder eine andere Frau erfahren haben.

ERFORSCHUNG

Das väterliche Prinzip

- Wie stehst du zu deinem Vater?
- Wie beeinflusst die Beziehung zu deinem Vater dein Leben? Sehnst du dich nach väterlicher Anerkennung? Wünschst du dir eine Vaterfigur?
- Oder lehnst du dich gegen Autoritäten auf? Fällt es dir schwer, sie zu respektieren und anzuerkennen?

einem frühen Verlust des Vaters oder einer distanzierten Beziehung zu ihm sehnen wir uns noch als Erwachsene nach einer männlichen Figur, die uns positiv bestärkt, oder suchen nach einem Lehrer oder Mentor, der uns den Weg weisen soll und kann. Die Trauer über den Verlust väterlicher Nähe ist häufig mit einer Sehnsucht nach Wertschätzung verbunden, dem Wunsch, respektiert und anerkannt zu werden. Ein Vatermangel oder ein negatives Vaterbild kann jedoch auch dazu führen, dass wir gegen jede Form von Autorität oder Väterlichkeit rebellieren und niemandem unseren Respekt erweisen.

Feuer kontrolliert Metall

Im Zusammenspiel der Fünf Elemente ist das Feuer von großer Bedeutung für das Metallelement. Es erhitzt das Metall und bringt es zum Schmelzen, wenn es zu unnachgiebig, hart und spröde ist. Dadurch nimmt es ihm seine Starrheit und Strenge und schenkt ihm Wärme, Lebendigkeit und Leichtigkeit. Feuer bringt Farbe in den oft grauen Metall-Alltag, verbindet und lässt uns in Kontakt treten.

Wenn das Feuer zu schwach ist, dominiert das Metall und der Mensch wird streng, rigide, spartanisch und perfektionistisch. Er verhält sich emotional distanziert, hält Gefühle für überflüssig und ist anderen gegenüber verschlossen und unnahbar. Sein Leben ist von Pflichten und Verantwortung bestimmt. Die Freude geht verloren, er ist zu einer »Spaßbremse« geworden, die sich nicht mit Dingen befassen kann, die anderen Vergnügen bereiten. Er befolgt lieber eine strenge Disziplin oder religiöse Richtlinien und verliert dabei den Kontakt zur Umwelt. Neuem und Überraschungen gegenüber ist er nicht aufgeschlossen. Hier braucht es die Leichtigkeit und Wärme des Feuerelements.

Wenn das Feuer jedoch übermächtig ist, wird das Metall geschwächt und der Mensch ist unordentlich, strukturlos und unklar. Er hat keinen Überblick, kein Gefühl für Grenzen und

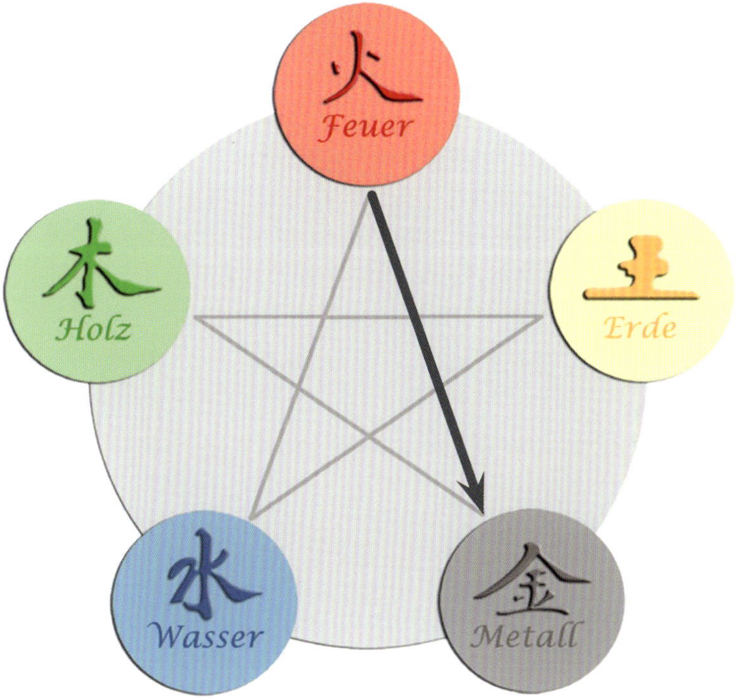

Respekt. Es mangelt ihm an Ernsthaftigkeit und er hat kein Gespür für Wesentliches und Wertvolles.

PRAXISTIPP

Rückzug, Pilgerreisen und Bergsteigen

Neben den modernen christlichen Klöstern, die den Besuchern eine kleine Auszeit zur spirituellen Einkehr und Besinnung bieten, ist der Rückzug in ein buddhistisches oder ein traditionelles Zen-Kloster empfehlenswert, um die besonderen Werte der Metallenergie zu erfahren: Klarheit, Struktur, Disziplin und Einfachheit. Das gilt auch für entbehrungsreiche Pilgerreisen in heilige Länder, die den Sinn für wahre Werte und einen höheren Zweck schärfen.

Bergsteigen und das Erleben eines offenen Himmels über dir lässt dich Klarheit und Grenzenlosigkeit spüren. Hoch oben in den Bergen ist die Luft klar und rein. Der weite Ausblick in die Ferne gibt dir einen inneren Abstand zu dem alltäglichen Geschehen unten im Tal. Auf dem Gipfel angekommen, nimm einen tiefen Atemzug, verbeuge dich und bezeuge durch eine feierliche Geste deine Achtung vor dem Leben.

Meridiane und Körperzonen

Die Chinesische Medizin betrachtet ein Organ als einen ganzen Funktionskreis, dem neben der Organfunktion auch verschiedene Körperbereiche und der Gefühlszustand zugeordnet sind. Die körperliche, emotionale und geistige Verfassung eines Menschen ist im energetischen Zustand seiner Organe widergespiegelt und drückt sich in den Meridianen aus. Die Hauptäste dieser Energiebahnen verlaufen an der Oberfläche des Körpers, wo wir sie berühren und massieren können. Hier befinden sich auch die Akupressurpunkte. Die inneren Verläufe in den tieferliegenden Geweben nehmen Kontakt auf mit den inneren Organen, Knochen und Muskeln, Nerven- und Blutbahnen und verbinden letztlich mit feinsten Verästelungen jede Zelle des Körpers.

Anhand der Meridiane und dem Zustand der zugeordneten Schlüsselzonen und Sinnesorgane lässt sich erkennen, inwieweit wir die mit den Organen verbundenen Themen in unser Leben integriert haben. Sie sind wie eine Landkarte, mit der wir uns selbst entdecken und unsere Stärken wie auch unsere Schwächen erfassen können, um dann Möglichkeiten zu finden, alles wieder ins Gleichgewicht zu bringen. Alle zwölf Organmeridiane verlaufen symmetrisch auf beiden Seiten des Körpers.

Die Lunge ist das Yin-Organ des Metallelements. Ihre Energiebahn entspringt im oberen äußeren Brustbereich unterhalb des Schlüsselbeins, verläuft über die Vorderseite der Schulter, weiter über die daumenseitige Innenseite des Arms zum Daumen. Der Dickdarmmeridian, dem Yang zugeordnet, führt vom Zeigefinger über die Außenseite des Arms zur Schulter und über die Seite des Halses. Dann überquert er Unterkiefer und Wange und endet neben der Nase.

Meridiane und Körperzonen
Lunge

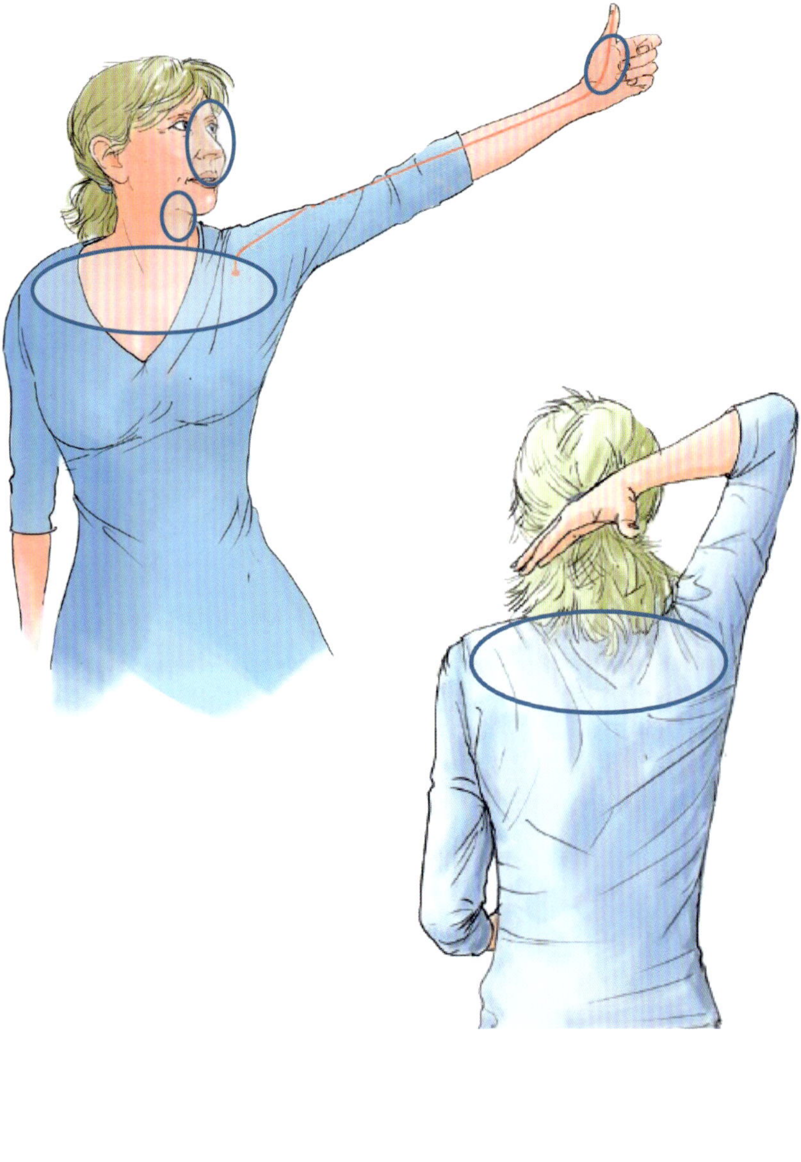

Meridiane und Körperzonen
Dickdarm

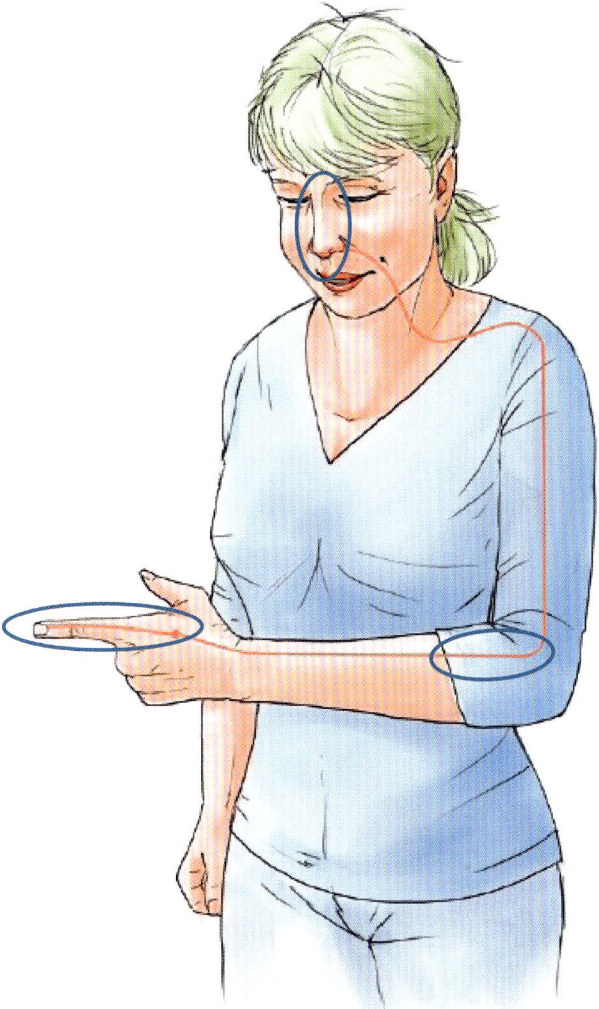

Köperübungen und Akupressur

Zu den Meridianen und Körperzonen von Lunge und Dickdarm geben wir Anregungen für Atem- und Bewegungsübungen. Sie unterstützen den Fluss der Lebensenergie, öffnen die Energiebahnen und halten die sie umgebenden Muskeln und Faszien flexibel und geschmeidig. Richte bei allen Übungen den Fokus auf deinen Atem. Für die Übungen am Boden lege dich auf eine Yogamatte oder einen Futon. Du benötigst zwei kleine Bälle (Tennis-, Faszienbälle oder Flummis) für die Behandlung des oberen Rückens. Die Härte der Bälle sollte für dich angenehm sein.

Außerdem stellen wir eine Reihe von wirkungsvollen Akupressurpunkten vor. Wähle sie anhand der genannten Indikationen aus oder nach den Körperzonen, die du unterstützen möchtest. Die Punkte werden mit Daumen oder Zeige- und Mittelfinger gehalten oder massiert, so kräftig, dass es für dich deutlich spürbar ist. Schließe die Augen, atme tief und ruhig in den Bauch. Richte deine Aufmerksamkeit auf den Punkt und das innere Geschehen im Körper. Du kannst dir dabei vorstellen, dass die Energie in dem Punkt freier und lebendiger wird. Du hast einen Punkt lange genug gehalten, wenn

- du fühlst, dass das Gewebe an dieser Stelle und darum herum weicher und durchlässiger wird,
- die Druckempfindlichkeit oder der Schmerz weniger werden,
- du ein gleichmäßiges, kräftiges Pulsieren ertastest.

Regelmäßig, möglichst täglich angewendet, wird ihre Wirkung deutlich erhöht.

Die Selbstbehandlung sollte nicht durchgeführt werden bei akuten und ungeklärten Symptomen oder nach frischen Operationen.

Brustkorb

Der Brustkorb, vor allem seine oberen Abschnitte, werden von der Lunge regiert. Form und Umfang dieses »Himmlischen Palasts« haben viel mit unseren Atemgewohnheiten zu tun. Mit einer vollen, tiefen Atmung ist dort viel Raum und es besteht ein Gefühl von Geschmeidigkeit und Fülle. Mit einem kräftigen, elastischen Brustkorb können wir uns innerlich und äußerlich ausdehnen. Ein Mensch mit einer aufrechten Körperhaltung, die Brust mutig der Welt zugewandt, den Kopf hoch, strahlt ein gesundes Selbstwertgefühl, Optimismus und Zuversicht aus. Sein Auftreten ist frisch und frei und er lässt sich von Rückschlägen nicht so leicht entmutigen. Der Brustkorb kann jedoch auch übervoll sein, oder eingefallen und schwach.

Erweiterter, überentwickelter Brustkorb

Ein überentwickelter Brustkorb ist Zeichen einer Überladung an Energie und einer übermäßigen Erregbarkeit. In dieser »aufgeblasenen«, starren Haltung erscheint der Mensch stark und mächtig. Er verspürt das Verlangen, alles und vor allem sich selbst unter Kontrolle zu halten, und verliert dadurch den Zugang zu den zarten Aspekten des Seins. Es fällt ihm schwer, Hilfe und Zuwendung von anderen anzunehmen und sich schwach zu zeigen. Sein Image lautet: »Ich kann für mich selbst sorgen!«, »Ich brauche niemanden!«. Im Angesicht von Gefühlen und sanften Empfindungen wird er verlegen und er erlaubt sich nicht zu weinen. Sein Leben und seine Haltung haben etwas Statisches.

In so einen Zustand können wir uns hineinversetzen, indem wir für eine Weile intensiv einatmen, jedoch nur wenig ausatmen. In der Einatmung wie eingefroren fällt es uns schwer, nachzugeben und locker- und loszulassen. Die dadurch entstehende »Überblähung« führt dazu, dass sich das Zwerchfell versteift und der Bauch verengt. Die Energie, die benötigt wird, um so einen mächtigen Brustkorb aufrechtzuerhalten, wird der unteren Körperhälfte, der Verdauung und den Bauchgefühlen entzogen. Eine chronisch geschwellte Brust geht meist einher mit einer Neigung zu Unruhe, Anspannung und hohem Blutdruck.

Verengter, eingefallener Brustkorb

Eine schwächliche Brust mit einer unterentwickelten Brustmuskulatur lässt eine zusammengesunkene, eingefallene Haltung entstehen. Der Brustkorb ist in seiner Beweglichkeit eingeschränkt. Er ist wie zugeschnürt und fühlt sich eng an, sodass es dem Menschen schwerfällt, tief einzuatmen, so als wäre er nicht befugt, Atemluft in sich aufzunehmen. Sein Selbstwertgefühl ist angeschlagen, er wirkt bedürftig und hungert nach Zuwendung und Bestätigung von außen. Wenn ihm dies aber zuteilwird, kann er es gar nicht annehmen. Es ist zu wenig Raum in dem engen Brustkorb, um die Geschenke zu empfangen. Zurück bleibt das Gefühl, nicht richtig genährt zu werden, was zu allgemeiner Schwäche, einem körperlichen und seelischen Energiemangel führt.

Diesen Zustand kannst du nachempfinden, indem du mehrmals hintereinander lange ausatmest und nach einer kleinen Pause nur kurz und verhalten einatmest. Nimm dann deine Körperhaltung wahr. Wie fühlst du dich jetzt dabei? Mit dieser verringerten Brustkapazität haben wir Schwierigkeiten, eine energetische Ladung aufzubauen. Das Ja zum Leben fehlt und es mangelt uns an Eigeninitiative. Mit dieser passiven Haltung fühlen wir uns unsicher und hilflos und sind vom Leben überfordert. Wir brauchen andere Menschen, um uns von ihnen inspirieren zu lassen.

Unsere moderne Lebensweise führt häufig zu einer Körperhaltung, in der wir nur flach und eingeschränkt atmen. Vor allem das viele Sitzen lässt uns nach vorne zusammenfallen, wodurch der Bauch von unten gegen die Lunge drückt. Der von vielen Gedanken »schwere« und nach vorne geneigte Kopf und Verspannungen in den Schultern verhindern, dass sich der Oberkörper ausdehnen und die Atmung sich in alle Richtungen frei entfalten kann.

Metallsymptome in dieser Körperregion

- Enge oder Beklemmungsgefühl in der Brust
- Kurzatmigkeit bei geringer Belastung, Husten, Asthma
- Niedergeschlagenheit; das Gefühl, isoliert und getrennt zu sein

Lunge 1 »Palast der Mitte«

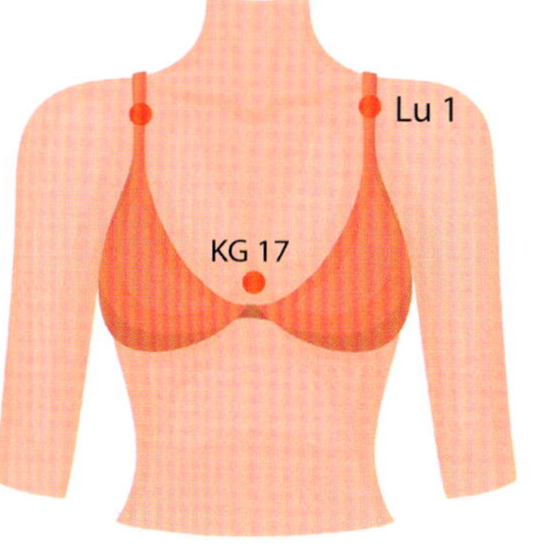

Lage: etwa einen Daumenbreit unter dem äußeren Ende des Schlüsselbeins in einer Vertiefung
Wirkung: Alarmpunkt der Lunge, ist bei einer Störung oder einem energetischen Ungleichgewicht des Organs berührungsempfindlich; stärkt die Lunge, befreit die Atemwege, erleichtert die Atmung in die Lungenspitzen; verbessert die Aufnahme des »Himmlischen Qi« durch die Atmung; gibt Kraft, Lebensmut und Zuversicht; hilfreich bei Energiemangel, Erschöpfung und Atembeschwerden

Konzeptionsgefäß 17 »Meer der Ruhe«

Lage: auf dem Brustbein zwischen den Brustspitzen in einer Vertiefung

Wirkung: Meisterpunkt der Atemwege; weitet und befreit den Brustraum, baut Spannungen im Brustkorb ab und erleichtert so eine tiefe Atmung; stärkt die Abwehrenergie, aktiviert die Thymusdrüse; hilfreich bei Beklemmungsgefühlen oder Schmerzen in der Brust, einem unregelmäßigen, nervösen Atemrhythmus; schenkt Frieden bei Traurigkeit und Melancholie

Die Thymusdrüse klopfen und Behandlung von Lunge 1 und Konzeptionsgefäß 17

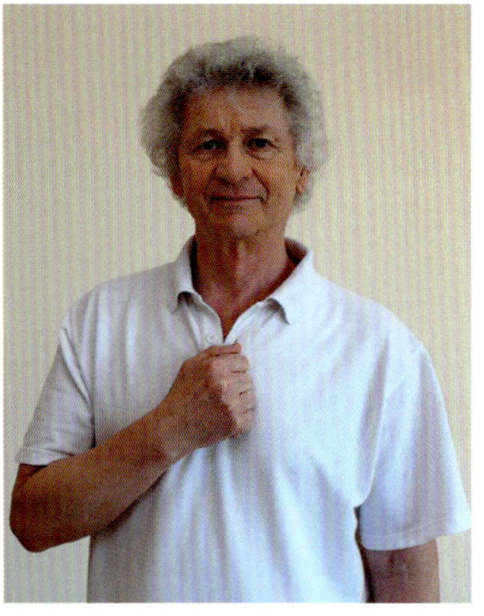

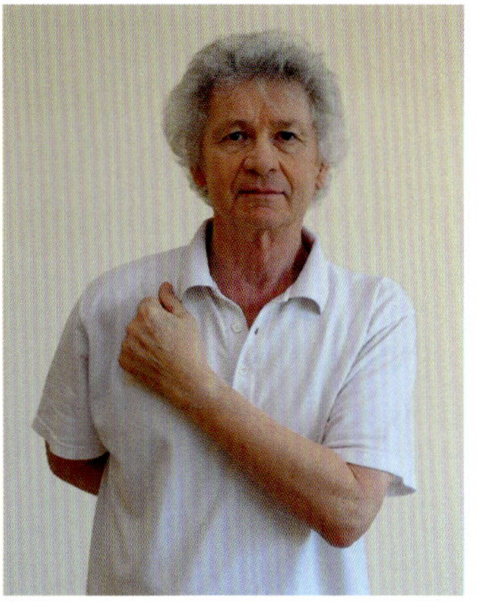

Die Thymusdrüse liegt hinter dem Brustbein. Ihr Name stammt von dem griechischen Wort *thymos* für Leben oder Lebenskraft. Das Aktivieren der Thymusdrüse stärkt die Abwehrenergie. Es schützt nicht nur auf der körperlichen Ebene, sondern unterstützt auch die geistig-seelische Widerstandskraft. Das Klopfen macht lebendig und wach und verleiht Selbstvertrauen. Die Thymusdrüse schrumpft bei Krankheit oder Stress. Bei Zuversicht und Freude dehnt sie sich aus.

Stehe oder sitze aufrecht. Klopfe mit den Fingerspitzen oder einer losen Faust die obere Hälfte des Brustbeins. Achte auf eine gleichmäßige, fließende Atmung. Du kannst dabei den heilenden Laut AAA machen.

Klopfe nun den Bereich von

Lunge 1. Um die Wirkung zu vertiefen, schwinge die Arme locker um den Körper herum. Mit jedem Schwingen nach vorne klopft die lose Faust auf der gegenüberliegenden Seite auf Lunge 1. Berühre anschließend Konzeptionsgefäß 17 mit deinen Fingerspitzen und atme ruhig und tief.

Den Brustkorb weiten

Setze dich auf den Boden. Etwa 5–10 cm hinter dir liegen ein dickes Kissen für deine Brustwirbelsäule und noch ein Kissen für deinen Kopf. Lege dich nach hinten, die Arme zu den Seiten oder, wenn möglich, nach oben geöffnet. Atme in dieser Position voll und tief und richte deine Aufmerksamkeit auf die Brust und den oberen Rücken. Verweile für einige Minuten in dieser Position. Bringe dann langsam die Arme zusammen, rolle dich von den Kissen und entspanne, flach auf dem Rücken liegend.

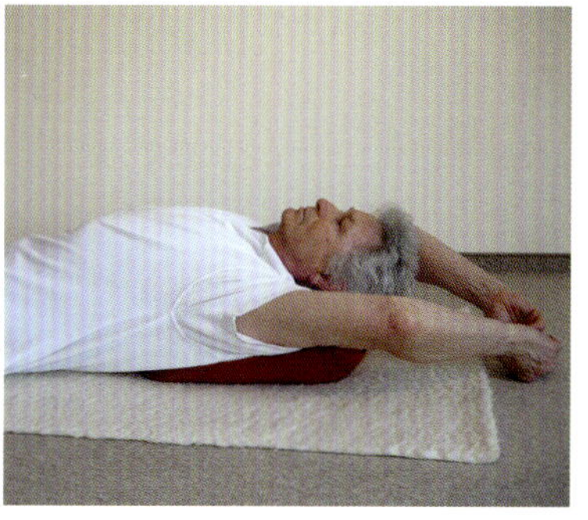

Eine Alternative zu dieser Übung ist eine Dehnung in einem Türrahmen. Stelle dich vor den Rahmen, winkle die Arme rechtwinklig nach oben an und stütze dich mit den Händen ab. Beuge nun deinen Körper nach vorne, sodass du eine leichte Schräglage einnimmst, durch die deine Arme und dein Brustkorb weit geöffnet werden. Verweile fünf oder mehr Atemzüge lang in dieser Position.

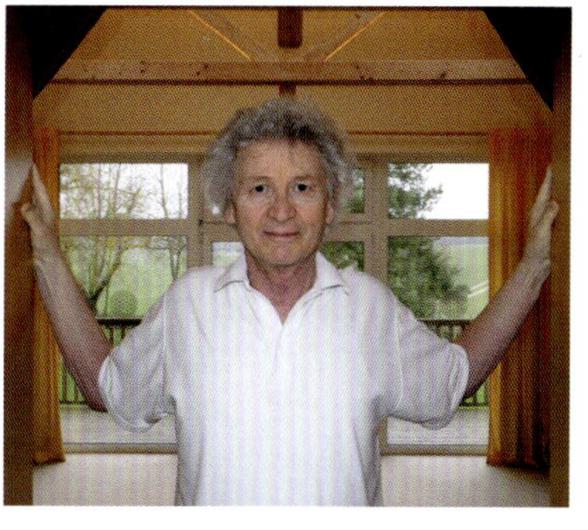

Diese Übungen wirken befreiend für den Brustkorb. Die verkürzten vorderen Muskeln werden aufgedehnt und der obere Rücken kann sich entspannen.

Oberer Rücken

Der obere Rücken, noch oberhalb der Herzgegend, steht unter dem Einfluss der Lunge. Der Rundrücken, eine sichtbare Fehlstellung der Brustwirbelsäule, wird nicht nur durch anhaltende Trauer verursacht (er wird auch »Kummerrücken« oder »Witwenbuckel« genannt), sondern auch durch stundenlanges vorgebeugtes Sitzen und mangelnde Bewegung. Diese Fehlbelastung führt häufig schon bei jungen Menschen zu einer eingefallenen Körperhaltung. Hinzu kommt, dass die Arme meist vor dem Körper »arbeiten« und selten nach oben ausgebreitet oder nach hinten gestreckt werden. Dann sind die Schultern nach vorne gezogen und die Rückenmuskeln verspannen sich. Diese gekrümmte Körperhaltung bedrängt die Bauchorgane, was zusätzlich zu Verdauungsstörungen führen kann.

Metallsymptome in dieser Körperregion

- Verspannungen und Schmerzen im oberen Rücken
- Rundrücken oder »Witwenbuckel«

Behandlung des oberen Rückens

Lege dich auf den Rücken, stelle die Füße auf und platziere einen Tennis-, Faszienball oder Flummi weit oben unter einer Seite des Rückens. Je kleiner der Ball, desto intensiver ist die Wirkung. Strecke nun den Arm senkrecht nach oben und weiter behutsam über den Kopf hinaus nach hinten aus. Halte diese Position einen Moment lang, bringe den Arm zurück nach oben und lege ihn schließlich nach unten ab. Das kannst du noch zweimal wiederholen. Versetze den Ball in kleinen Schritten an immer neue Stellen, um den ganzen Bereich des oberen Rückens zu behandeln. Dann führe die ganze Sequenz auf der anderen Seite durch.

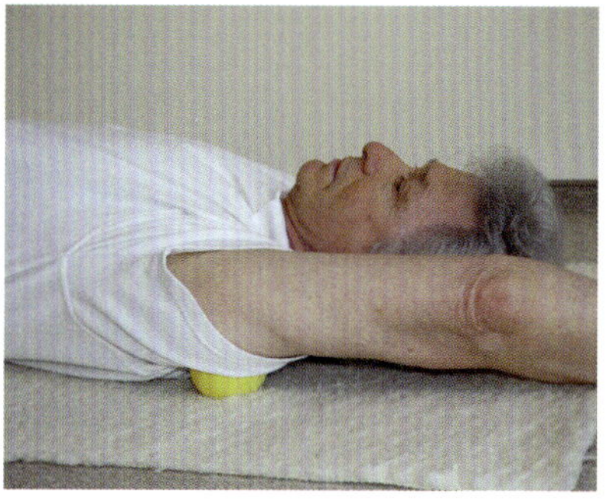

Platziere nun auf beiden Seiten einen Flummi auf dem Muskel unter der Schulterhöhe. Bewege die Arme seitlich knapp über dem Boden auf und ab, als wolltest du einen »Schneeengel« machen. Danach entferne die Bälle, strecke ein Bein nach dem anderen aus und ruhe nach. Atme voll und tief in Brust und Rücken und spüre hier die Öffnung und intensive Durchblutung.

Zwerchfell und Bauch

Das Zwerchfell wölbt sich wie eine Kuppel über die Bauchorgane und trennt Brust- und Bauchraum voneinander. Mit dem Einatmen zieht sich das Zwerchfell zusammen, flacht sich zum Bauchraum hin ab und vergrößert dadurch den Raum in der Brusthöhle. Es entsteht ein Unterdruck, der Luft in die Lunge einströmen lässt. Mit dem Ausatmen entspannt sich das Zwerchfell, die verbrauchte Luft wird herausgedrückt, wir atmen aus. Das Zwerchfell wird durch körperliche Bewegung trainiert, besonders wenn wir dabei auch mal »aus der Puste kommen«. Durch eine chronisch flache Atmung hingegen verliert es an Kraft und Elastizität.

Das rhythmische Ausdehnen und Zusammenziehen unseres Hauptatemmuskels unterstützt auch den Darm. Der Bauch wird dadurch massiert und die Darmperistaltik angeregt. Eine zurückhaltende Atmung hingegen behindert die Darmbewegung und führt zu Verspannungen im Bauch. Das ist ein häufiger Auslöser für Verstopfung.

Metallsymptome in dieser Körperregion

- Stuhlverstopfung
- aufgeblähter Bauch

Magen 25 »Himmlische Achse«

Lage: zwei Daumenbreit seitlich der Nabelmitte
Wirkung: Alarmpunkt des Dickdarms, ist bei einer Störung oder einem energetischen Ungleichgewicht des Organs berührungsempfindlich; bringt die Energie vom Kopf in den Bauch; regt die Verdauung und die Darmfunktion an; hilfreich bei Verdauungsstörungen und Blähungen

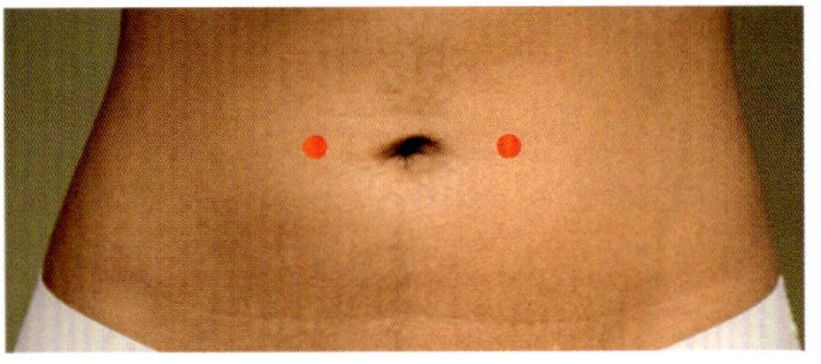

Das Zwerchfell lockern

Diese Übungen fördern die Flexibilität und den Tonus des Zwerchfells und sorgen für eine freie Passage zwischen Brust und Bauch. Sie sollten mit leerem Magen durchgeführt werden. Nimm dafür eine aufrechte Haltung ein, im Fersensitz oder auf einem Stuhl. Zunächst hechle für 1–2 Minuten mit geöffnetem Mund. Stelle dir dazu am besten vor, dass du ein Hund bist, der gerade herumgetobt ist. Dann belle für eine Minute,

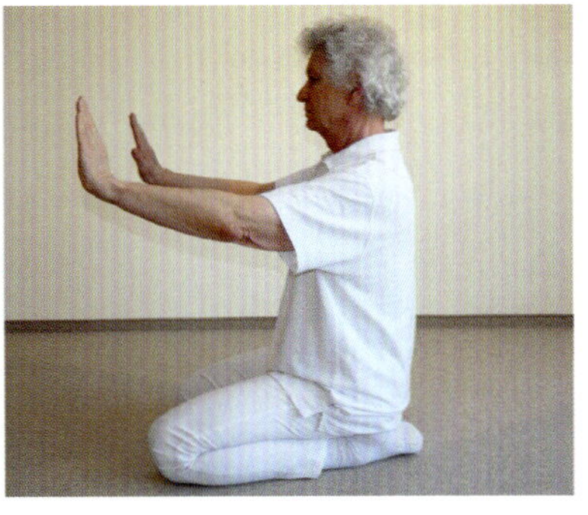

variiere dabei zwischen dem Bellen eines Zwergpinschers und eines Dobermanns.

Für die nächste Übung strecke deine Arme mit dem Ausatmen schwungvoll nach vorne aus und mache dabei den Laut »schsch«. Mit dem Einatmen ziehe sie angewinkelt zurück. Wie eine alte Dampflock, die langsam in Fahrt kommt, beginne mit einem ruhigen Tempo und werde allmählich schneller.

Kehle

Neben dem Holzelement beeinflusst auch das Metall den Zustand der Kehle. Der Dickdarmmeridian verläuft über den vorderen, seitlichen Halsbereich aufwärts, wo er den Kehlkopf passiert. Die Lungenenergie hat durch einen inneren Meridianast einen wesentlichen Einfluss auf die Stimmbänder und die Stimmbildung. Wenn wir unerwünschte Tränen zurückhalten, bekommen wir einen Kloß im Hals und die Kehle fühlt sich wie zugeschnürt an.

Metallsymptome in dieser Körperregion

- Kratzen im Hals, Entzündung im Rachen
- häufiges Räuspern und Hüsteln
- heisere, raue oder leise Stimme

Singen und Summen für die Kehle

Stimmübungen vertiefen die Atmung und steigern die Lungenkapazität. Sie öffnen die Kehle von innen her und machen sie durchlässig. Beginne mit einem einfachen Summen mit geschlossenem Mund. Sitze dafür aufrecht und mache einen anhaltenden Ton, so laut, dass sich die entstehende Vibration im Hals und vielleicht in deinem ganzen Körper ausbreitet. Praktiziere das Summen für einige Minuten.

Arme, Hände, Daumen und Zeigefinger

Feuer und Metall regieren über die Arme und Hände, hier verlaufen die entsprechenden Energiebahnen. Der Lungenmeridian fließt über den Daumenballen, den »Fischbauch«, zum Daumen. Eine ausgeprägte, kraftvolle Wölbung des Daumenballens ist ein Zeichen von Vitalität und Widerstandskraft. Ist er hingegen eingefallen und schlaff, deutet das auf eine Schwäche der Lungenenergie. Wenn wir einen Arm mit ausgestrecktem Daumen schräg nach oben ausstrecken, öffnen wir den Lungenmeridian und signalisieren: »Alles ist in Ordnung!« Der Dickdarmmeridian beginnt am Zeigefinger. Mit erhobenem »Autoritätsfinger« belehren, mahnen und kritisieren wir. Der tadelnde, moralische Zeigefinger von Eltern, Lehrern und Priestern zeigt an: »So nicht!«

Dickdarm 4 » Der große Ausscheider«

Lage: auf dem Handrücken zwischen den Mittelhandknochen von Daumen und Zeigefinger

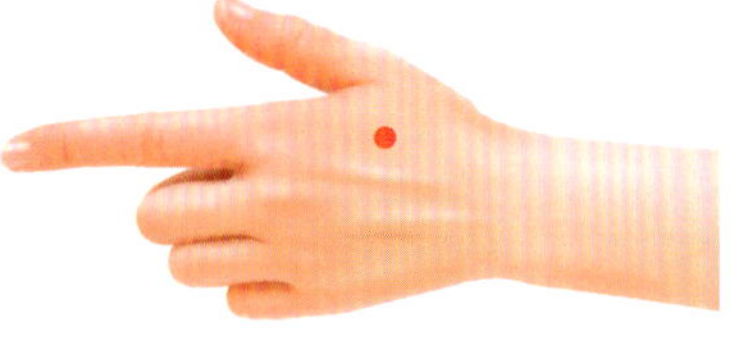

Wirkung: unterstützt die Ausscheidung bei körperlicher Darmverstopfung und »mentalgeistiger Verstopfung«; wichtiger Punkt für das Loslassen; hilft zu entspannen, beruhigt den Geist; hilfreich bei Druck- und Spannungsgefühl im Kopfbereich und verstopfter Nase

Nicht während der Schwangerschaft anwenden!

Lunge 10: »Fischbauchrand«

Lage: in einer Vertiefung in der Mitte des Daumenballens, auf der Grenze zwischen der rötlichen und weißen Hautfärbung

Wirkung: regt eine tiefe, entspannte Atmung an, auch in die Flanken und in den oberen Rücken; unterstützt die Abwehrenergie; gibt ein Gefühl von Weite in der Brust; fördert Zuversicht und Stärke

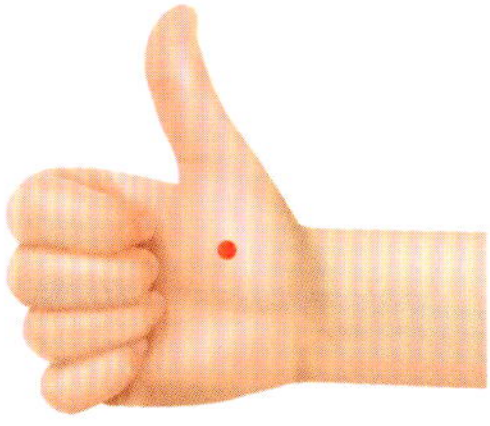

Dickdarm 10 »Drei-Meilen-Arm«

Lage: auf der Außenseite des Unterarms, auf der Verbindungslinie vom Zeigefinger zu Dickdarm 11, zwei Daumenbreit vor Dickdarm 11; halte den Punkt bei angewinkeltem Arm; der Punkt ist oft druckempfindlich

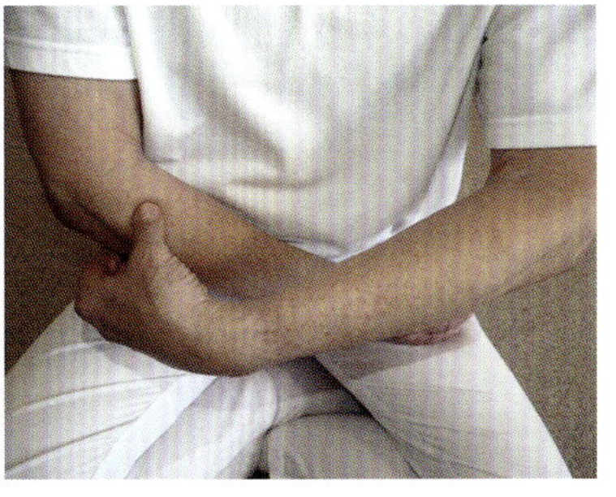

Wirkung: wirkt belebend und anregend; setzt Energiereserven frei; unterstützt und befreit den Energiefluss in den Armen; hilfreich bei Verspannungen und Schmerzen in Armen und Schultern

Dickdarm 11 »Teich in der Krümmung«

Lage: bei einem rechtwinklig gebeugten Arm am seitlichen Ende der Ellenbogenfalte

Wirkung: wichtiger Punkt zur Stärkung der Abwehrenergie; fördert Vitalität und Stärke, unterstützt Entspannung und Regeneration; fördert die Darmausscheidung bei chronischer Verstopfung; hilft geistigen Ballast loszulassen

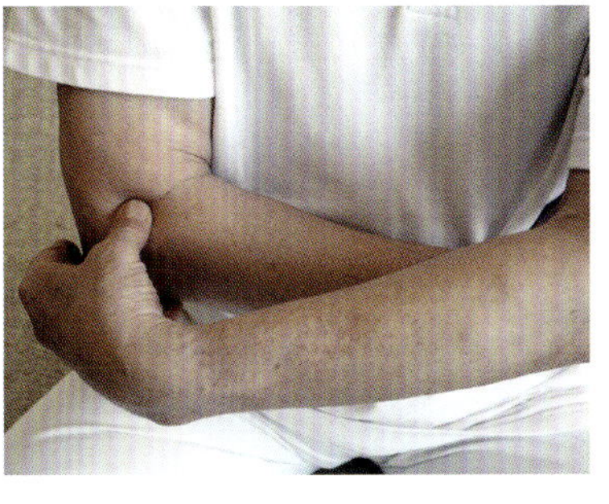

Behandlung von Lunge 10, Dickdarm 4, Dickdarm 10 und Dickdarm 11

Massiere den häufig angespannten Muskel rund um Dickdarm 10. Halte anschließend die beiden Punkte am Arm oder stimuliere sie mit einem kleinen Gummihämmerchen. Knete das »Tigermaul«, den Bereich zwischen den Mittelhandknochen von Daumen und Zeigefinger (Dickdarm 4) gut durch und massiere den ganzen Muskel des Daumenballens, den »Fischbauch« (Lunge 10).

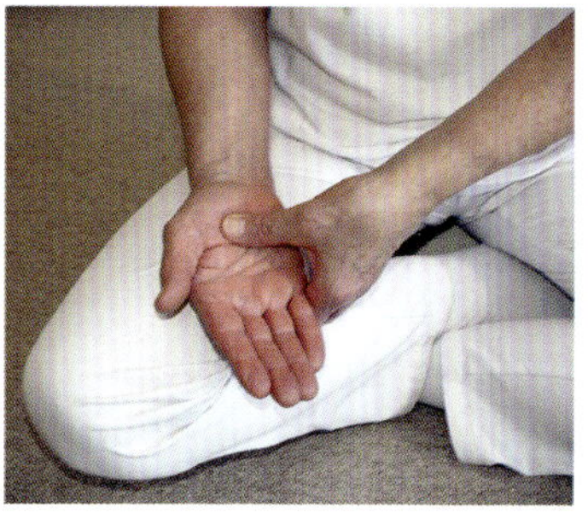

Eine weitere gute Möglichkeit »den großen Ausscheider« zu stimulieren ist folgende: Stehe aufrecht, die Füße hüftweit auseinander. Dann beuge dich leicht nach vorne und lege die Hände mit den Handflächen nach oben in die Kniekehlen. Die Daumen sind abgespreizt und liegen außerhalb der Knie. Gehe in die Hocke, sodass durch dein Gewicht die Zone um Dickdarm 4 kräftig stimuliert wird. Verweile einige tiefe Atemzüge in dieser Position und wippe leicht auf und ab. Diese Variante ist hilfreich bei akuter Verstopfung.

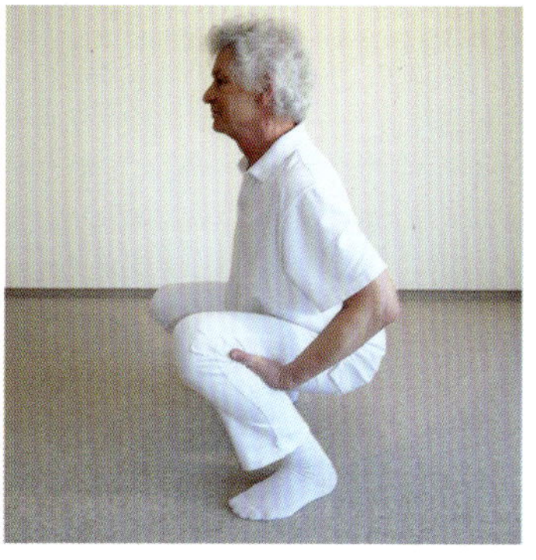

»Meisterübung« – Die Arme schwingen

Ausladende Bewegungen der Arme weiten den Brustkorb und vergrößern den Atemraum. Die ebenso einfache wie wirkungsvolle »Meisterübung« lässt uns tiefer durchatmen, steigert das allgemeine Energieniveau, stärkt das Immunsystem und gibt uns neuen Lebensmut.

Stehe aufrecht und schwinge die Arme, mit dem Einatmen nach vorne und oben, mit dem Ausatmen nach unten und hinten. Das kräftige Ausatmen lässt dich tief einatmen und die Arme nach oben bringen. Es entsteht eine schwungvolle, rhythmische und fließende Pendelbewegung. Der Oberkörper ist dabei aufrecht, die Schultern bleiben entspannt und der untere Teil deines Körpers ist gut geerdet. Wenn du die Übung intensivieren möchtest, gehe mit jedem dritten Ausatmen in die Hocke. Nach einigen Minuten lasse die Arme langsam ausschwingen und die Bewegung zur Ruhe kommen.

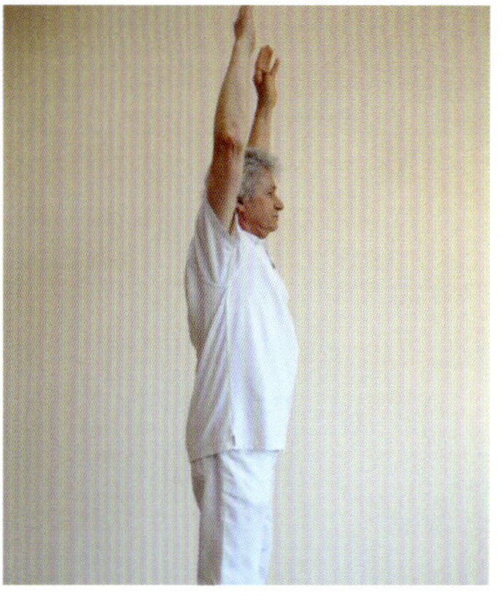

Diagnostische Zeichen für das Metallelement

Haut

Das allgemeine Hautbild gibt Aufschluss über den Zustand von Lunge und Dickdarm. Eine gesunde Haut ist rosig und der Teint ist frisch. Sie weist eine elastische Spannung auf und ist widerstandsfähig. Sie bietet Schutz und ist trotzdem durchlässig. Der feine Feuchtigkeitsfilm ist Ausdruck einer kraftvollen Abwehrenergie. Auch die

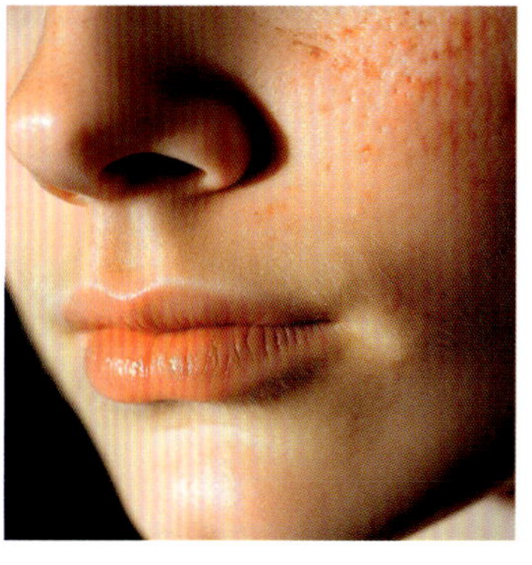

Ausscheidung von Schlackenstoffen ist mit der Haut verbunden. Sie geschieht mithilfe des Schwitzens.

Kontaktallergien, Neurodermitis und Schuppenflechte haben vorrangig mit der Lunge*, aber auch mit einer gestörten Darmflora oder mit der Leber zu tun. Sie verursachen eine trockene, schuppige, rissige und gerötete Haut, die juckt und empfindlich gegenüber Sonnenlicht ist. Auch ein blasser bis transparenter Teint, die »noble Blässe«, ist Zeichen einer geschwächten Lungenenergie. Eine unreine Haut, Pickel, Pusteln und Akne sind hingegen ein Hilferuf des Dickdarms, der mit der Abfallbeseitigung überfordert ist.

Nase

Die Nase ist das Sinnesorgan des Metallelements. Nicht nur im Hinblick auf die Atmung liegt diese Entsprechung auf der Hand,

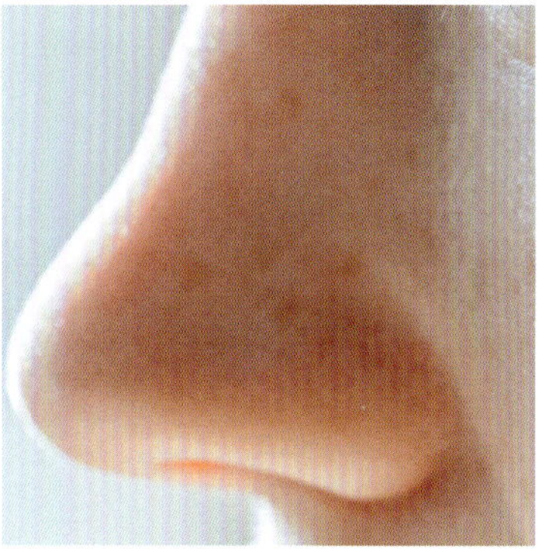

sie erklärt sich auch durch den Verlauf des Dickdarmmeridians, der neben der Nase endet. Starke Nasenflügel sind eine Spiegelung für die Kraft der Lunge. Der Dickdarm ist für die Schleimhäute und damit für die Auskleidung der Atemwege zuständig. Eine chronisch verstopfte Nase, verbunden mit einer Verschleimung der Nebenhöhlen, deutet auf eine geschwächte Ausscheidungsfunktion des Dickdarms. Sie erschwert die Nasenatmung und beeinträchtigt den Geruchssinn.

* Asthma wird häufig von einem Ekzem begleitet. Das ist auch in der Schulmedizin bekannt.

Klang der Stimme

Eine volle tiefe Atmung stärkt die Stimmbänder und verleiht der Stimme Kraft und Ausdruck. Eine kraftvolle, angemessen laute und klare Stimme ist Zeichen einer starken Lungenenergie. Ist sie hingegen leise und schwach oder auch brüchig, weist das darauf hin, dass mit der Lunge etwas nicht stimmt. Eine nasale Stimme macht uns auf eine erschwerte Nasenatmung aufmerksam. Klingt sie dauerhaft heiser und rau, deutet das auf einen Zustand von innerer Trockenheit.

Ein wiederkehrendes Seufzen zeigt an, dass der Mensch gedanklich in der Vergangenheit festhängt: »Ach ja ...«, oder den Wunsch hat, sich von einer seelischen Last zu befreien. Weinen gibt die Möglichkeit, Kummer auszudrücken und sich dadurch zu erleichtern. Hat die Stimme jedoch einen weinerlichen Beiklang, als wäre der Mensch ständig den Tränen nahe, oder stehen ihm immerzu Tränen in den Augen, braucht seine Lunge Unterstützung. Häufiges Räuspern und Hüsteln weisen auf den Versuch hin, Unerwünschtes auszustoßen und loszuwerden. Gähnen ist eine Reflexhandlung, die einen tiefen Atemzug erzwingt, um ein wenig wacher zu werden. Wenn jemand andauernd gähnt, ist das Zeichen einer Erschöpfung.

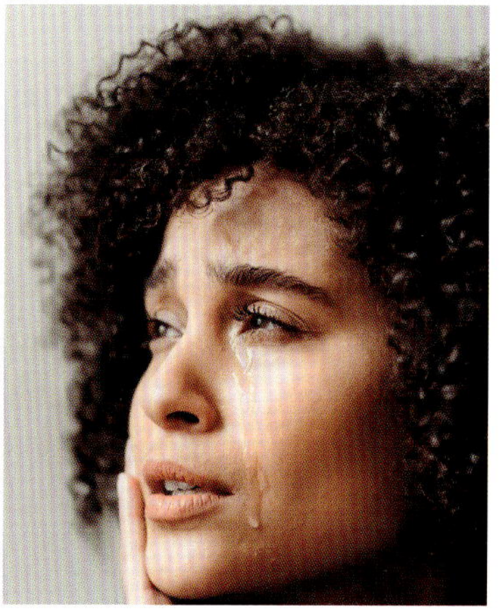

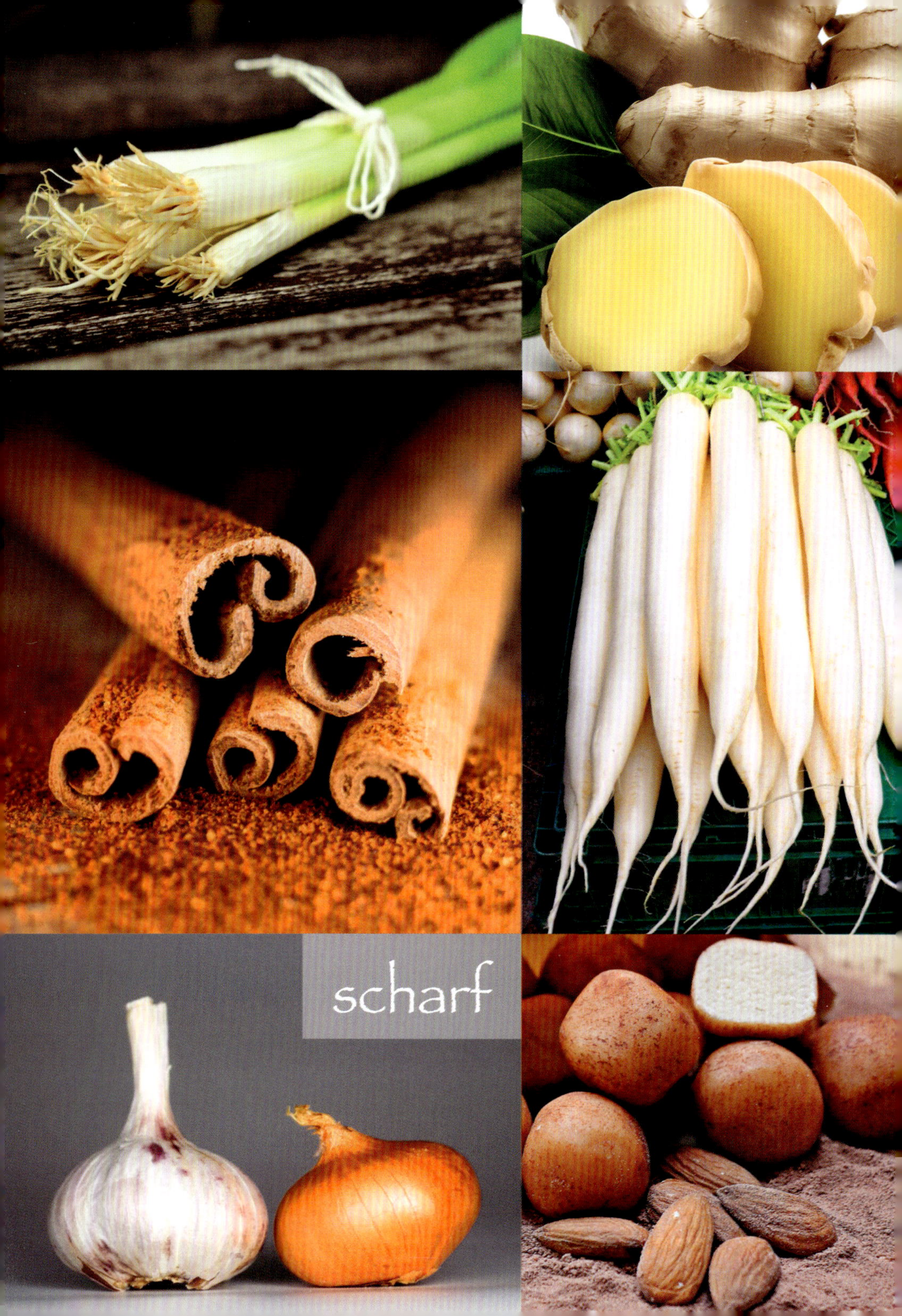
scharf

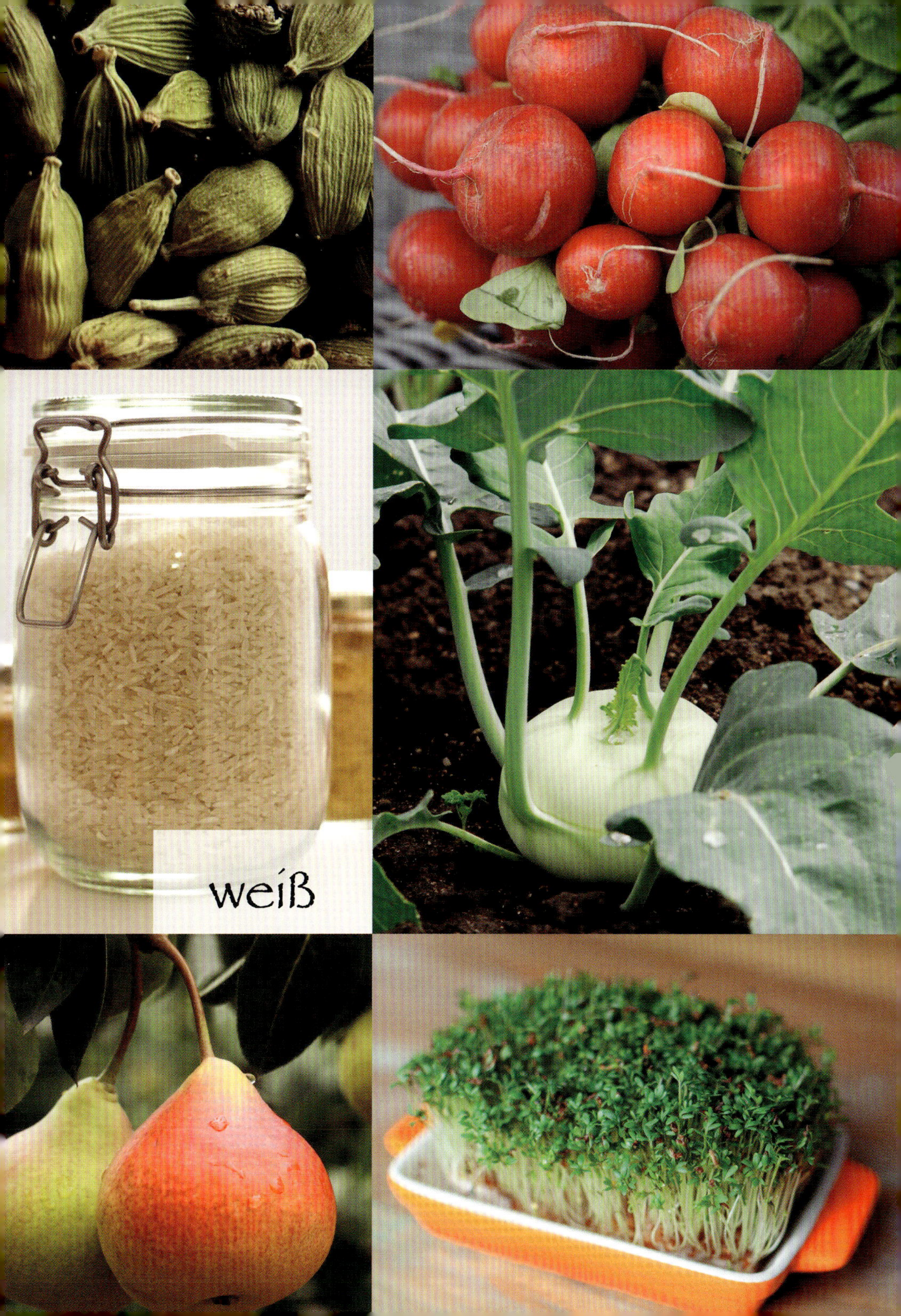
weiß

Der scharfe Geschmack

Die meisten scharfen Nahrungsmittel machen warm oder heiß und man beginnt zu schwitzen. Sie regen die Durchblutung an, bewegen stagnierende Energie und aktivieren die Abwehr, indem sie die Schutzenergie an die Oberfläche bringen. Besonders in Herbst und Winter, wenn wir von Kälte und Feuchtigkeit umgeben sind und frösteln oder frieren, brauchen wir die Wärme des scharfen Geschmacks. Er wirkt wie eine innere Heizung und ist eine wichtige Unterstützung bei allen Kältezuständen im Körper, auch bei kältebedingten Rückenschmerzen oder einer schwachen Libido. Speisen und Getränke mit einer gewissen Schärfe regen das Verdauungsfeuer an und bringen Bewegung in den Verarbeitungsprozess der aufgenommenen Nahrung.

Den scharf-wärmenden Geschmack finden wir in Gewürzen wie Ingwer, Kardamom, Koriander, Kümmel, Pfeffer oder Muskat und in einigen Gemüsesorten wie frischen Zwiebeln, Knoblauch, Rettich oder Lauch. Der »Yogitee«, ein Gewürztee mit Pfeffer, Chili, Zimt und Nelken, sowie hochprozentiger Alkohol haben eine scharf-heiße Wirkung. Jedoch: Scharfes nährt den Körper nicht, sondern zehrt von dem, was da ist. Im Übermaß genossen, führt es zu Hitze und innerer Trockenheit. Alte und schwache Menschen sollten daher nur kleine Mengen scharfer Nahrungsmittel zu sich nehmen, um ein übermäßiges Schwitzen und den dadurch bedingten Verlust von kostbaren Körperflüssigkeiten zu vermeiden.

Innere Trockenheit

Ein Zustand von innerer Trockenheit wird nicht nur durch scharf gewürzte Speisen, sondern auch durch Klimaanlagen, Bildschirmarbeit, einen starken Zigarettenkonsum und vor allem durch den Aufenthalt in überheizten, schlecht gelüfteten Räumen verstärkt. All das entzieht der Haut und den Schleimhäuten ihre Feuchtigkeit. Trockenheit schadet vor allem der Lunge und dem Dickdarm. Es können folgende Symptome auftreten: trockene Kehle, Kratzen im Hals, Trockenheit der Nasengänge und Nasennebenhöhlen, chronischer trockener Husten, manchmal mit zähem Schleim beim Abhusten, trockene, rissige Haut und trockene Haare.

Der Darm leidet unter einem Mangel an Körpersäften, was zu hartem Stuhl und Verstopfung führt. Das kann außer den genannten Ursachen die Folge eines übermäßigen Verzehrs stark erhitzender Koch- und Zubereitungsmethoden wie Braten oder Grillen sein. Ebenso können chronische Erkrankungen mit Durchfall oder Fieber mit starkem Schwitzen den Darm austrocknen. Weitere Gründe für eine Darmträgheit und die Neigung zu Verstopfung sind eine zu geringe Trinkmenge oder Bewegungsmangel.

Um den Körper zu befeuchten*, empfiehlt die chinesische Medizin Suppen und saftige Zubereitungen mit viel süßlichem Gemüse wie Möhren und Fenchel oder ein Ratatouille mit Auberginen, Paprika, Tomaten und Zucchini. Auch Spargel vermehrt die Körpersäfte und hilft bei Verstopfung. Birnen und Äpfel, als Kompott oder Saft, nähren die Lungen; getrocknete und eingeweichte Pflaumen unterstützen den Dickdarm. Süße Mandeln und Sesam haben eine feuchtigkeitsspendende Wirkung, daher sind Honigmarzipan oder Mandel- und Sesammus bei innerer Trockenheit empfehlenswert. Sofern keine Glutenunverträglichkeit vorliegt, ist der befeuchtende und kühlende Urweizen, Kamut oder Emmer, geeignet.

---

* Um festzustellen, ob bei dir eine Trockenheit vorliegt, empfehlen wir eine TCM-Ernährungsberatung. Dort erhältst du nach einer Diagnose Tipps für Nahrungsmittel und Kochmethoden sowie Hinweise, was du reduzieren oder weglassen solltest.

Die Abwehr stärken

Wir sind ständig von Viren und Bakterien umgeben. Doch ob und wie schwer wir krank werden, hängt von unserer Immunkraft ab. Mit einer starken Abwehrenergie können wir uns den Erregern erfolgreich widersetzen, ist sie hingegen geschwächt, sind wir leicht angreifbar.

In der kalten Jahreszeit sind wir besonders anfällig für grippale Infekte. Wie der Name Erkältung schon sagt, dringt dabei Kälte in unseren Körper ein. Um dem gegenzusteuern, müssen wir den Körper wärmen, vor allem von innen. Wenn du also mit den ersten Anzeichen einer Erkältung nach Hause kommst, trinke einen heißen Tee mit frischem Ingwer oder einen Glühwein. Die darin enthaltene Schärfe öffnet die Poren und du schwitzt die Kälte mitsamt den Krankheitserregern wieder aus. Warme, pikant oder scharf gewürzte Speisen und Getränke sind ein wesentlicher Faktor für ein kraftvolles Immunsystem.

Der hierzulande zur Vorbeugung empfohlene Orangensaft, mit dem berühmten Vitamin C, bewirkt das genaue Gegenteil: Er kühlt den Körper ab! Das gilt auch für Salat und Rohkost, Sojaprodukte, Sommergemüse wie Tomaten und Gurken sowie Joghurt und andere Sauermilchprodukte, die den Körper zusätzlich verschleimen. All das ist besonders in Herbst und Winter zu vermeiden.

Darmreinigung – Entschlacken und Entgiften

Unser Darm ist gesund, wenn wir täglich vor dem Frühstück einen wohlgeformten, nicht breiigen Stuhl absetzen. Nach der chinesischen Organuhr ist die beste Zeit für den Gang zur Toilette zwischen 5 und 7 Uhr, weil der Dickdarm dann die meiste Energie hat. Wenn du der morgendlichen Darmentleerung auf die Sprünge helfen möchtest, beginne den Tag mit einem großen Becher heißem Wasser und je einem Esslöffel Flohsamen und Heilerde. Dann fällt es dem Darm leichter, seinen über Nacht gefertigten Stuhl herauszubefördern. Flohsamenschalen können das vierzigfache ihres Eigengewichts an Wasser binden. Die unverdaulichen Pflanzenfasern quellen auf und ergeben eine voluminöse Masse, die den Darm auf natürliche Weise zu der gesunden Eigenbewegung (Peristaltik) anregt. Die Verdauung kommt in Schwung und wird sanft reguliert. Heilerde bindet die von den Flohsamen gelösten Stoffwechselprodukte, Giftstoffe und schädlichen Bakterien und sorgt dafür, dass sie über den Stuhl ausgeschieden werden.

Durch den Verzehr von degenerativer Nahrung wie Mikrowellenkost, Zucker, Weißmehl und durch einen Mangel an Ballaststoffen wird der Darm träge. Dann können sich folgende Symptome zeigen: aufgeblähter Bauch und häufiges Pupsen, Verstopfung, Durchfall und ein übelriechender, klebriger Stuhl. Bei einer unvollständigen Darmentleerung bleiben in den unzähligen Ausbuchtungen des Dickdarms Stuhlreste hängen. Manchmal sind hier mehrere Kilo dieser »Kotsteine« abgelagert. Dieser schädliche Ballast behindert die physiologische Darmbewegung.

Reiskur

Zur Ausscheidung von Altlasten und Schlacken empfiehlt die TCM eine Reiskur. Sie reinigt nicht nur den Darm, sondern ist auch hilfreich bei unreiner Haut, Akne, Ekzemen und Neurodermitis sowie verschleimter Nase und Lunge. Generell hilft die Reiskur bei entzündlichen Prozessen im Körper und innerer Hitze. Anders als beim Fasten, dem völligen Verzicht auf feste Nahrung, wird der Körper bei dieser schonenden Reinigung weiter mit Energie versorgt. Gleichzeitig wird der Darm durch den kühlend und ausleitend wirkenden Reis gut durchgeputzt und auch Leber und Niere werden beim Ausleiten unterstützt.

Die beste Zeit für den Entgiftungsprozess ist bei abnehmendem Mond, denn das ist die Phase des Loslassens. Du kannst am Tag nach dem Vollmond mit der Kur beginnen. Während der Schwangerschaft, der Stillzeit oder der Menstruation, bei akuten Erkrankungen, bei starker innerer Trockenheit (harter, trockener Stuhl) und wenn du dich schwach fühlst oder untergewichtig bist, solltest du diese Kur nicht durchführen. Auch für Kinder unter 14 Jahren und alte Menschen ist sie nicht geeignet.

Wie beim Fasten ist es wichtig, den Körper auf den Nahrungsentzug vorzubereiten. Verzichte bereits 1–2 Tage vorher auf tierische Produkte, fettreiche Lebensmittel, Zucker, Brot, Kaffee und Alkohol. Die eigentliche Kur führe dann für 3, 6, 9 oder 12 Tage durch. Je länger, desto größer ist die Veränderung auf allen Ebenen. Hautausschläge und Neurodermitis werden durch eine 12-tägige Reiskur nachhaltig positiv beeinflusst.

In der Kurzeit bereite dir dreimal täglich den Reis. Koche eine größere Portion, dann hast du immer etwas da, wenn zwischendurch der Hunger kommt, oder halte für den »Notfall« ungesalzene Reiswaffeln bereit. Koche den Naturreis nach gründlichem Waschen mit der zwei- bis dreifachen Menge Wasser ohne Salz oder andere Zutaten und lasse ihn köcheln, bis er weich ist.

Wenn du ihn mit einer größeren Menge Wasser (Verhältnis 1 : 6) bei kleinster Flamme für 2–4 Stunden auf dem Herd lässt, wird daraus eine Reissuppe (Congee). Das lange Kochen macht den Reis sehr bekömmlich. Du kannst so viel Reis essen, wie du möchtest. Nimm dir zum Essen Zeit, iss langsam, kaue gut.

Trinke über den Tag verteilt viel heißes Wasser oder einen verdauungsfördernden, wärmenden Tee aus Fenchel, Kümmel und Anis oder frischem Ingwer. Wenn dein Körper stark übersäuert ist, trinke vor der Reismahlzeit einen Becher Misosuppe. Miso ist eine enzymhaltige, basenbildende Sojabohnenpaste, die den Körper entsäuert und den Verdauungstrakt stärkt. Gib dafür einen Esslöffel Miso in einen Becher, gieße heißes, nicht kochendes Wasser auf und rühre gut um.

Solltest du dich in der Zeit schwach fühlen, iss zu dem Reis gekochtes Gemüse und gib etwas Olivenöl dazu. Wenn du viel frierst, nimm süßen Vollkornreis, der leicht erwärmend wirkt, und koche ihn mit einem Stück Ingwer; bei niedrigem Blutdruck füge salzige Gemüsebrühe hinzu. Du wirst durch die Kur an Gewicht verlieren, Männer etwas mehr als Frauen. Durch den Reinigungsprozess können Kopfschmerzen oder Übelkeit auftreten. Dann begleite die Entgiftung mit Lebertees und Leberwickeln. Kommt es zu Verstopfung, kannst du am Abend Trockenpflaumen mit Wasser einweichen, den Saft am Morgen trinken und die Früchte essen. Bei hartnäckiger Obstipation unterstützen Einläufe oder eine Colon-Hydro-Therapie die Ausscheidung.

Die Reiskur wirkt auf deine gesamte körperliche und geistige Verfassung ein. Du solltest in diesen Tagen kürzertreten und dir nicht zu viel vornehmen, denn du wirst mit weniger PS unterwegs sein. Sorge für ausreichend Ruhe und genügend Schlaf. Spaziergänge an der frischen Luft sind auf jeden Fall unterstützend. Bevor du die Kur beendest, lasse sie mit etwas salziger Gemüsebrühe und am folgenden Tag mit leicht verdaulichem, gedünstetem Gemüse wie Möhren oder Brokkoli zum Reis ausklingen. Nach der Kur fahre fort mit einer schonenden Kost und esse für 1–2 Tage nur gekochtes, wenig gesalzenes Gemüse, am besten als Suppe oder Kartoffeln mit etwas Butter und frischen Kräutern. Eine leckere Alternative sind Obstkompotte von Birnen oder Äpfeln mit Kardamom, Zimt oder Vanille.

Aufbau einer gesunden Darmflora

Eine gesunde Darmflora ist für den ganzen Körper von großer Bedeutung. Dieses lebendige Gebilde, vor allem aus Bakterien, spielt eine wichtige Rolle für unser Immunsystem. Durch unseren Lebensstil haben wir Einfluss darauf, ob wir »Mitbewohner« haben, die uns freundlich gesonnen sind, uns schützen und unterstützen, oder welche, die uns belasten und krankmachen. Zucker, gehärtete Fette, Antibiotika, chemische Schadstoffe und auch Stress sowie mangelnde Bewegung stören das empfindliche Gleichgewicht dieser Mikroorganismen und begünstigen die Vermehrung von schädlichen Erregern und Pilzen.

Eine Fehlbesiedelung des Darms führt nicht nur zu Blähungen, Verstopfung und Durchfall. Sie kann sich auch in einer erhöhten Infektanfälligkeit sowie einer Neigung zu Nahrungsmittelunverträglichkeiten, Allergien und Hauterkrankungen zeigen. Dann braucht der Darm Unterstützung, um seine Balance wiederzufinden. Das geschieht vor allem über unsere Ernährung, die ausgewogen, ballaststoffreich und überwiegend pflanzlich sein sollte.

Besonders hilfreich ist der regelmäßige Verzehr von milchsauer vergorenem Gemüse. Bei der Milchsäuregärung werden die Kohlenhydrate durch Fermentation in Milchsäure umgewandelt. Das auf diese Weise verarbeitete und »vorverdaute« Gemüse enthält eine große Menge an probiotischen Bakterien, die im Verdauungstrakt »wie ein Besen« wirken und gleichzeitig die Darmflora regulieren. Diese lebenden Mikroorganismen solltest du täglich in kleinen Mengen zu dir nehmen. Sie sind in fermentiertem Gemüse wie beispielsweise Sauerkraut oder Kimchi enthalten. Auch die Leber freut sich über den sauren Impuls.

Alles Gute für die Lunge

- Die Lunge braucht Bewegung, sie möchte zum tiefen Atmen angeregt werden. Körperliche Aktivitäten, bei denen wir uns anstrengen und auch mal »aus der Puste kommen«, vergrößern das Atemvolumen und erhöhen die Vitalität. Die Lunge mag es nicht, wenn wir es uns in der Komfortzone bequem machen. Sie möchte lieber gefordert werden, Grenzen ausloten und auch mal darüber hinausgehen.
- Lasse Bewegungen in deinen Alltag einfließen, die deinen Oberkörper aufrichten. Montiere eine Reckstange in einen Türrahmen und hänge dich jedes Mal, wenn du darunter durchgehst, kurz aus. Bei einer sitzenden Tätigkeit stehe jede Stunde kurz auf, um dich zu dehnen und zu strecken.
- Praktiziere Qi Gong. Qi Gong ist eine Methode, den Atem zu harmonisieren und den natürlichen Fluss der Lebensenergie anzuregen. Die Lunge gilt als die Meisterin des Qi. Die meditativen Bewegungen werden eins mit der Atmung und der inneren Vorstellungskraft.
- Verbringe nicht den ganzen Winter bei warmer Heizungsluft im Haus! Gehe jeden Tag nach draußen, auch bei schlechtem Wetter. Bewege dich an der frischen Luft, mache deine Atemübungen im Freien oder »bade« in einem Wald mit altem Baumbestand.
- Dusche regelmäßig für 15 Sekunden bis 2 Minuten kalt, als Wachmacher und »Immunbooster«. Durch den Temperaturreiz über die Haut verengen sich kurzzeitig die Blutgefäße und erweitern sich danach gleich wieder. Das fördert die Durchblutung, stärkt das Immunsystem, regt die Atmung an und belebt. Es ist wichtig, dass dir vor dem Kältereiz warm ist. Nase, Füße und der ganze Körper sollten sich danach

rasch wieder aufwärmen. Wenn das nicht der Fall ist und du anschließend frierst, ist diese Maßnahme für deine Konstitution nicht geeignet.

- Lüfte regelmäßig die Räume, in denen du dich aufhältst, um Sauerstoff und frische Energie hereinzulassen. Mit einem kleinen Zimmerspringbrunnen kannst du die trockene Heizungsluft befeuchten. In Regionen mit hoher Feinstaubbelastung ist ein Luftreiniger empfehlenswert.
- Begrüne deine Wohnung, deinen Balkon oder Garten. Pflanzen sorgen für saubere Luft im Haus und verbessern das Raumklima durch eine höhere Luftfeuchtigkeit. Sie nehmen Kohlendioxid auf und wandeln es in Sauerstoff um und wirken als biologische Filter für Feinstaub. Außerdem dämpfen sie den Umgebungslärm und kreieren eine angenehme Atmosphäre.
- Achte in deinem Zuhause darauf, dass Wandfarbe, Einrichtungsgegenstände und auch deine Kleidung möglichst wenig gesundheitsschädliche Materialien enthalten.
- Meditation unterstützt die innere Reinigung. Sie lässt uns Unwahrheiten und Glaubenssätze, die sich in unserem Kopf eingenistet haben, abwerfen und all die Dinge aus unserer Vergangenheit, die nicht mehr gebraucht werden, loslassen.
- Nimm dir morgens nach dem Aufwachen etwas Zeit, lege dich auf den Rücken, richte deine Aufmerksamkeit auf deinen Atem und stimme dich auf den Tag ein. Was erfüllt dich mit Zuversicht und Vorfreude? Lege deinen Fokus auf die positiven Dinge, die dich erwarten.
- Das Sonnenscheinvitamin D unterstützt das Immunsystem bei Atemwegsinfektionen durch Viren. Die meisten Menschen haben in den Wintermonaten einen Mangel an Vitamin D. Ob das auch bei dir so ist, lasse vor einer Einnahme durch einen Bluttest überprüfen.

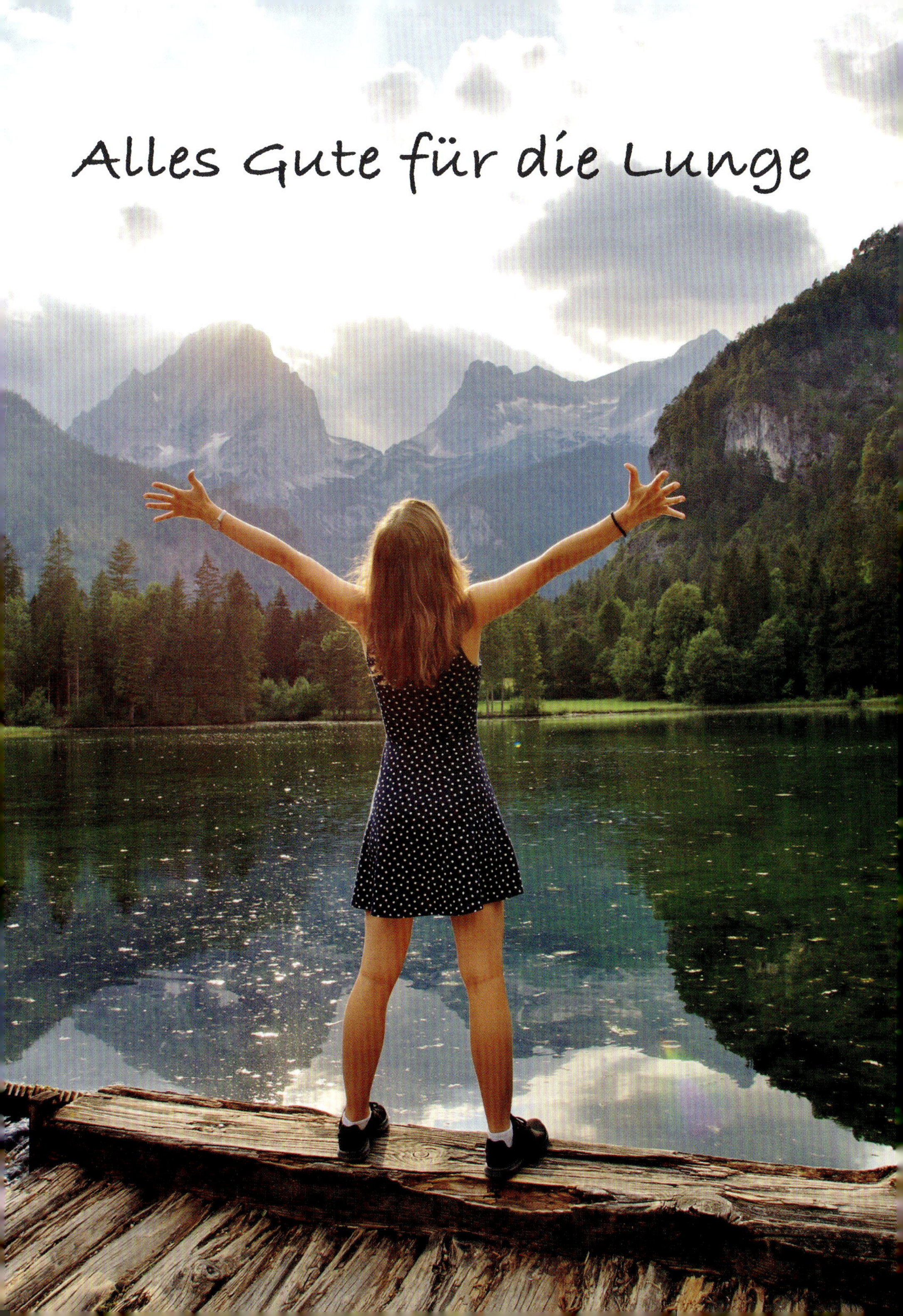
Alles Gute für die Lunge

Über die Autoren

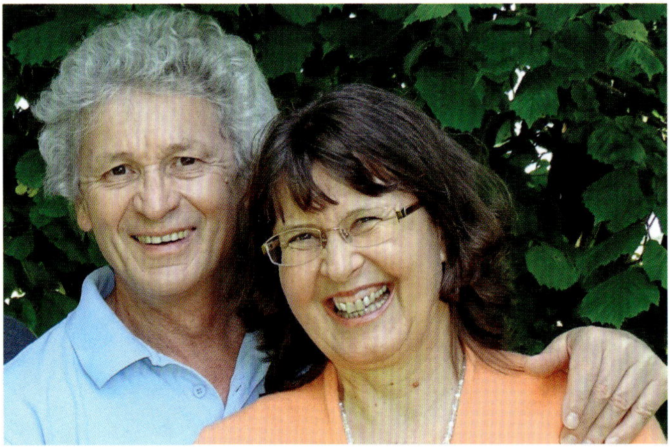

Sakina K. Sievers und Nirgun W. Loh sind Autoren zahlreicher Bücher zu den taoistischen Fünf Elementen, zu Shiatsu, Akupressur und Do-In, die inzwischen als Standardwerke in vielen körpertherapeutischen Fachausbildungen empfohlen werden. Leicht verständlich und anschaulich geschrieben, erfreuen sich ihre fundierten Bücher darüber hinaus immer größerer Beliebtheit bei interessierten Laien.
Gemeinsam leiten sie das ShenDo Institut und unterrichten Shiatsu und Akupressur. In ihrem wunderschönen Seminarhaus in Stellshagen nahe der Ostsee bieten sie Kurse für Gesundheit und Lebensfreude sowie Meditationsretreats an. Sie haben während ihrer langjährigen Aufenthalte in Indien östliche Heilmethoden studiert. Nirgun arbeitet seit vielen Jahren als Heilpraktiker mit Schwerpunkt Shiatsu und Chinesische Medizin.

Informationen über die Shiatsu-Ausbildung und die Seminare des ShenDo Instituts: **www.shendo-verlag-institut.de**